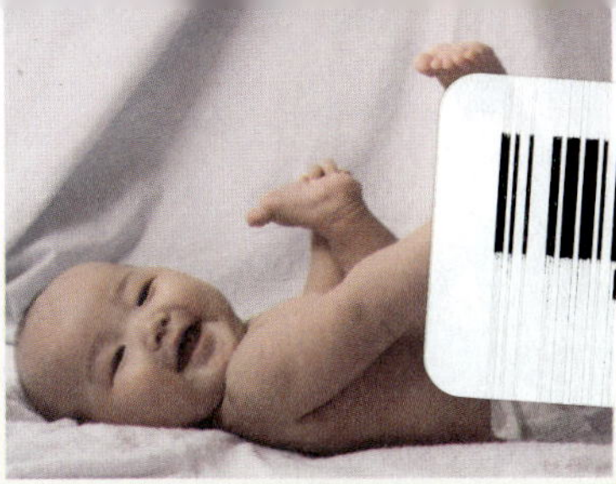

宝宝的

抚触与按摩

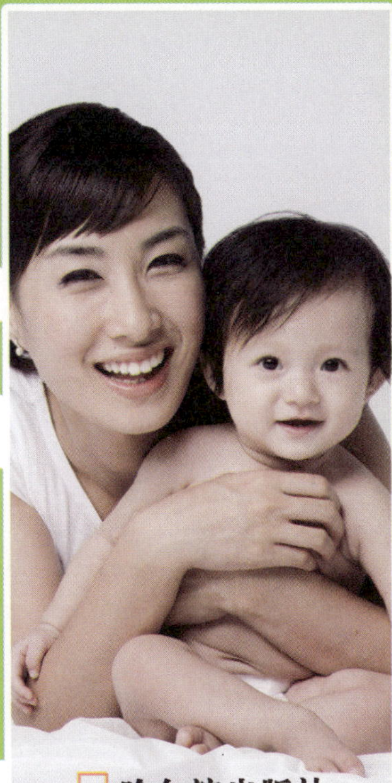

本书部分图片由哈尔滨贝贝聪婴幼儿游泳馆及哈尔滨新摄影协助拍摄

哈尔滨出版社

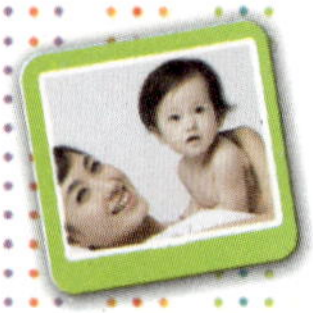

图书在版编目(CIP)数据

宝宝的抚触与按摩 / 崔钟雷主编.—哈尔滨：哈尔滨出版社，2010.5

（健康中国. 第一辑）

ISBN 978-7-80753-268-2

Ⅰ. 宝… Ⅱ. 崔… Ⅲ. 婴幼儿－按摩 Ⅳ. R174

中国版本图书馆 CIP 数据核字（2010）第 012324 号

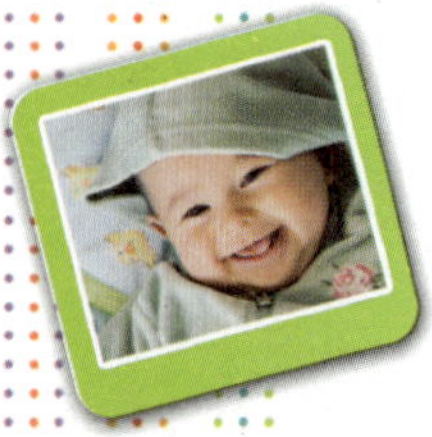

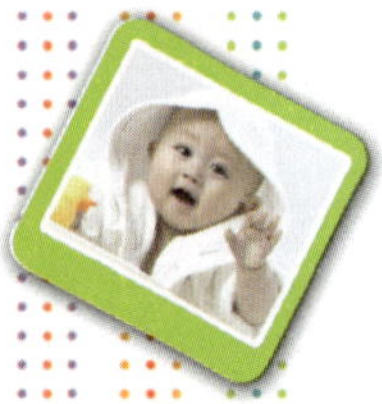

书　　名：宝宝的抚触与按摩

主　　编：崔钟雷
副 主 编：王丽萍　于海燕　安　阳
责任编辑：王　放　李仁波
责任审校：陈大霞
装帧设计：稻草人工作室

出版发行：哈尔滨出版社（Harbin Publishing House）
社　　址：哈尔滨市香坊区泰山路 82-9 号　**邮编：**150090
经　　销：全国新华书店
印　　刷：洛阳和众印刷有限公司
网　　址：www.hrbcbs.com　www.mifengniao.com
E-mail：hrbcbs@yeah.net
编辑版权热线：（0451）87900272　87900273
邮购热线：（0451）87900345　87900299　87900220（传真）　或登录**蜜蜂鸟**网站购买
销售热线：（0451）87900201　87900202　87900203

开　　本：889×1194　1/24　**印张：**18　**字数：**320 千字
版　　次：2010 年 5 月第 1 版
印　　次：2010 年 5 月第 1 次印刷
书　　号：ISBN 978-7-80753-268-2
定　　价：47.20 元（全四册）

前言

QIAN YAN

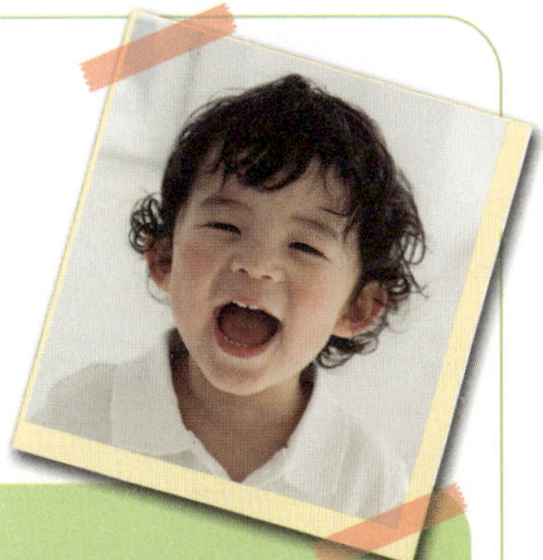

在父母的眼中，每个宝宝都是一个可爱的小精灵。他的一颦一笑、一举一动，无不时刻牵动着所有爱他的人。而让宝宝健康成长，聪明活泼，也会给家庭带来欢笑，成为父母脑海中永远动人的回忆。

为了使更多的年轻父母们在了解宝宝自身生长发育等生理特点的基础上，掌握宝宝在不同年龄段的保健知识及一些常见病的防治，提高宝宝的身体素质，我们特地编写了《迎接宝宝，全家总动员》《0-6个月宝宝成长跟踪》《6-12个月宝宝成长跟踪》《学做宝宝爱吃的辅食》《宝宝的抚触与按摩》《宝宝的安全与急救》这6本书。其中有些书为您详细介绍了应该如何孕育一个健康宝宝的科学知识，使您可以顺利增添一个活泼可爱的小天使；有些书向您详细介绍了各个不同年龄段宝宝的生长发育特点，帮助年轻的父母们根据自家宝宝的成长特点制订合理的养育计划；还有些书帮助新手父母们了解婴幼儿成长过程中可能遇到的各种危险和规避方法，使宝宝在亲人的呵护下健康成长。这些书对宝宝成长的各个方面作了深入浅出、简明扼要的阐述，除了内容丰富外，在阅读方式上更贴近现代家庭生活。

希望广大读者能够从这些集实用性与科学性为一体的书中获得有益的指导，让宝宝健康成长，享受美好的生活。

contents

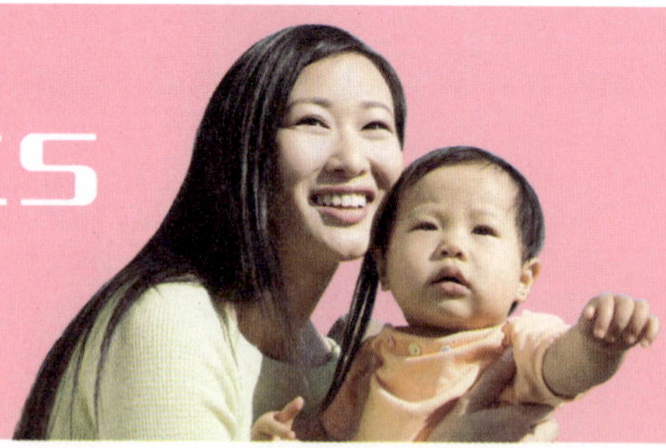

PART 1 宝宝抚触按摩知识小课堂

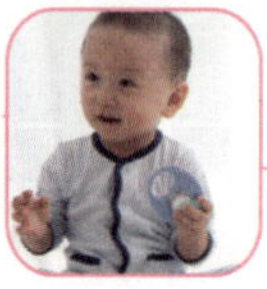
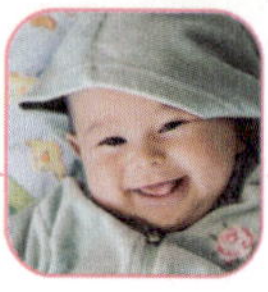
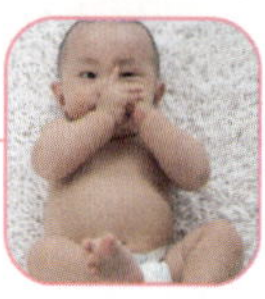
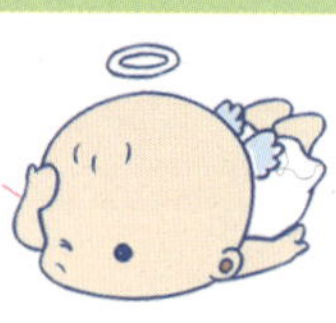

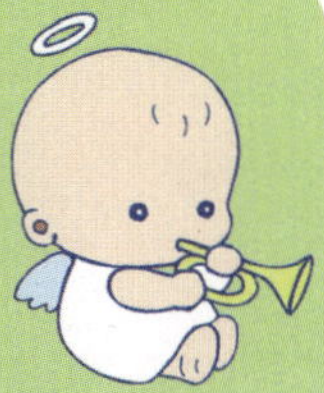
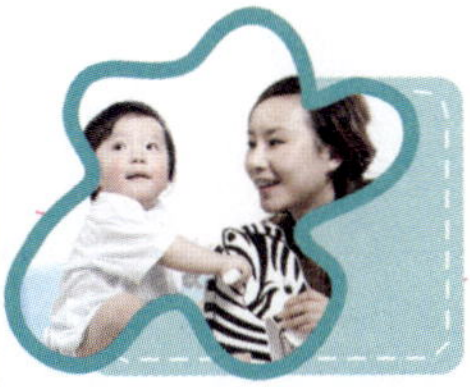

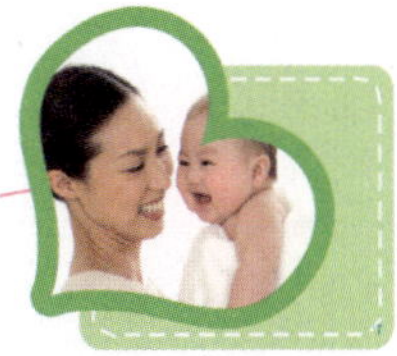

PART 2 宝宝日常基本抚触与按摩

PART 3 宝宝各个阶段的按摩

contents

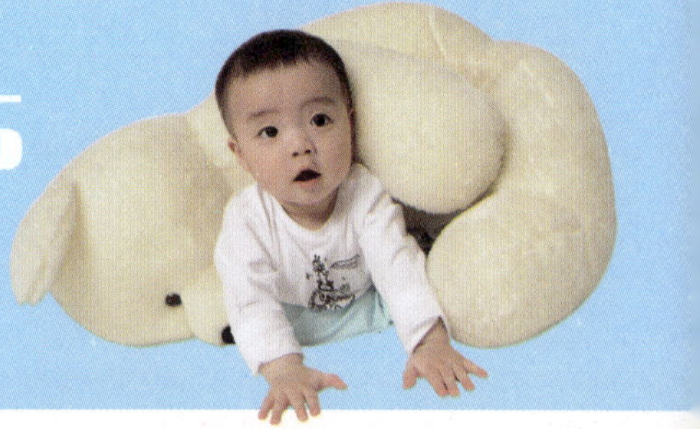

PART 1 宝宝抚触

按摩知识小课堂

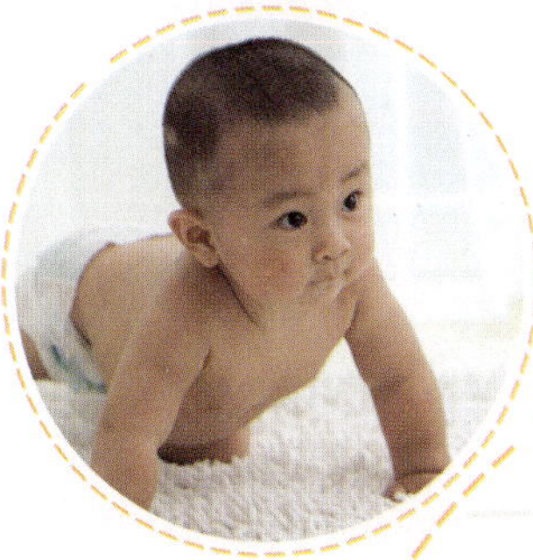

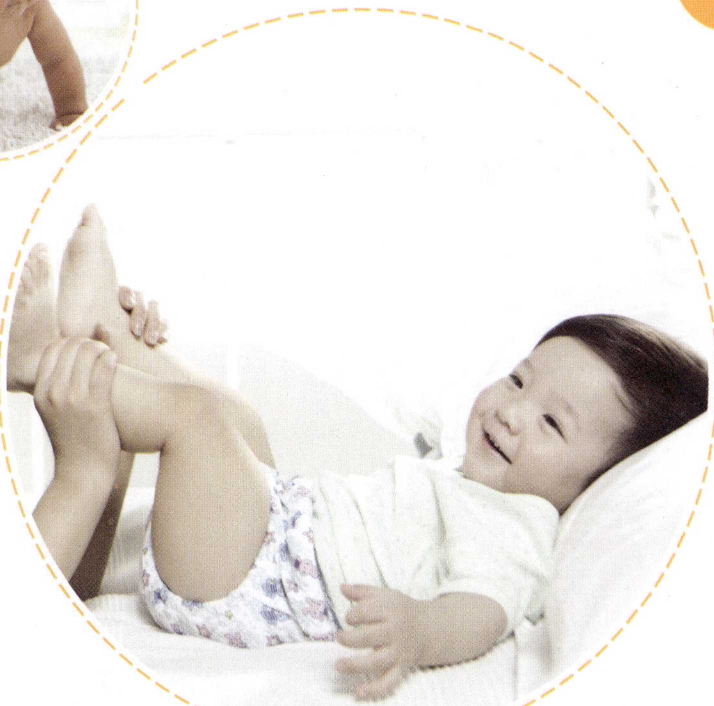

一、了解宝宝的抚触

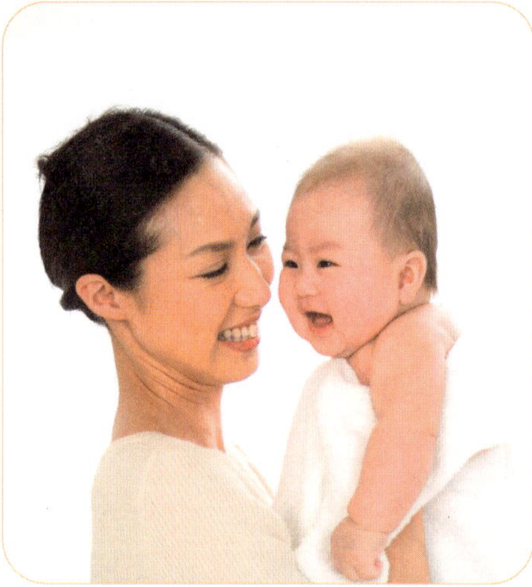

抚触一词来源于英语中的单词touch，它是指有科学指导、有技巧地抚摸和接触，也就是通过父母的双手对宝宝的全身皮肤进行有手法技巧、有先后顺序的抚触。抚触可以将来自于抚触者的温柔且良好的刺激通过皮肤感受器传达到大脑的中枢神经系统，以达到强健身体、促进心理发育的目的。

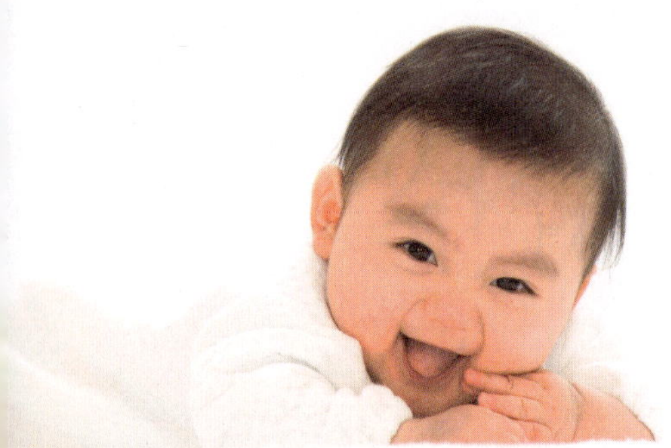

皮肤是人体最基本也是最大的感觉器官，它覆盖着人体的每个部位，包含500多万个感觉细胞。皮肤能够接受诸如触觉、温度觉、位觉、痛觉等多种外界刺激，并通过神经系统传达到中枢神经，同时通过神经及体液作出反应，给予应答。在儿童时期，良性的刺激对神经系统能够起到很大的正面作用。这是由于在宝宝出生后的6个月到2岁之内，他们的神经系统发育很快，这种良性的刺激可以有效地促进其神经系统的发育。相反，如果是类似于寒冷、疼痛的恶性刺激也会起到负面作用。

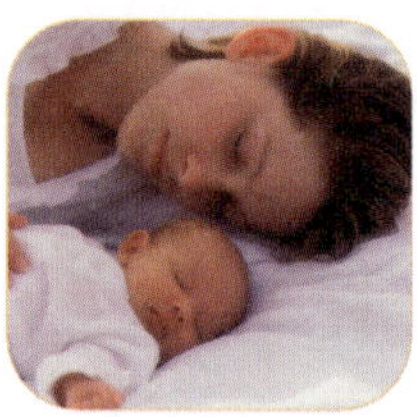

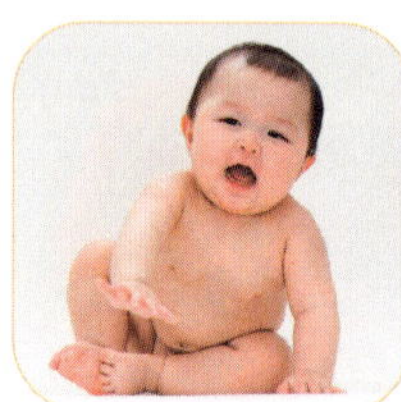

在孕期，胎宝宝在孕妈妈的子宫里，被羊水包围着，羊水可以随时提供触感的信息，胎宝宝可以感知自己的状态。所以，人类出现的最早的感觉是触觉。胎宝宝在3个月大时，会对毛发触及嘴边有反射性的回应能力，在4个月大时，会凭借吮吸自己的手指来

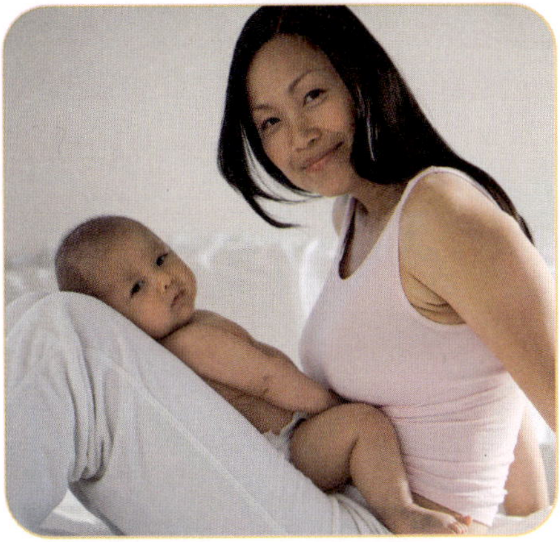

得到慰藉和安抚。

触觉研究专家指出，爱的抚触对生命的成长与发展有着关键性的影响。法国的欧登医师提出了“原始健康”的概念，他认为初始健康依赖身体许多器官系统相互联系的功能运作，建立人体最初的调适系统。女性在产前、产中对胎宝宝的抚触，以及女性在孕期的心理状态和生产历程，对宝宝以后的身心健康与长远的性格发展起着很重要的作用。

父母的爱的抚触，可以向宝宝证实安全的信息，告诉宝宝身体正常生长的信号。对于刚出生的宝宝，温柔的抚触可以代表父母对他的爱和照顾；在宝宝逐渐成长的过程中，爱的抚触可以给宝宝带来安全和信任，使宝宝的生理需要得到满足，让宝宝的生存焦虑感消失，从而可以更健康地成长。

二、学习宝宝的身体密语

宝宝的身体是很敏感的，宝宝通过视觉、听觉、嗅觉、触觉等感官，可以迅速地搜集外在世界的信息，并作出身体的反应。比如初生的宝宝，会有天生的寻乳反射，能够迅速地找到妈妈的乳房，吸吮母乳。而随着宝宝的成长，许多人都会发现，不同的宝宝对被抱的方式有明显的喜好：有的宝宝喜欢被抱在胸前，有的宝宝要依靠在肩上，有的宝宝要边抱边摇，而有的宝宝喜欢被横着抱。皮肤是人体上发展最早、最大的器官。而皮肤在宝宝早期的成长与发育过程中起着很大的作用，触摸会给宝宝带来许多的信息，帮助宝宝认识世界。

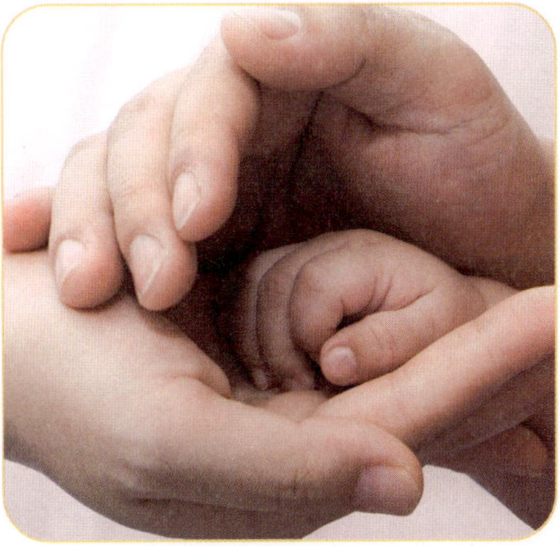

三、宝宝抚触好处多多

宝宝抚触的好处可由社会心理、生理与身体成长两种不同层面来看：

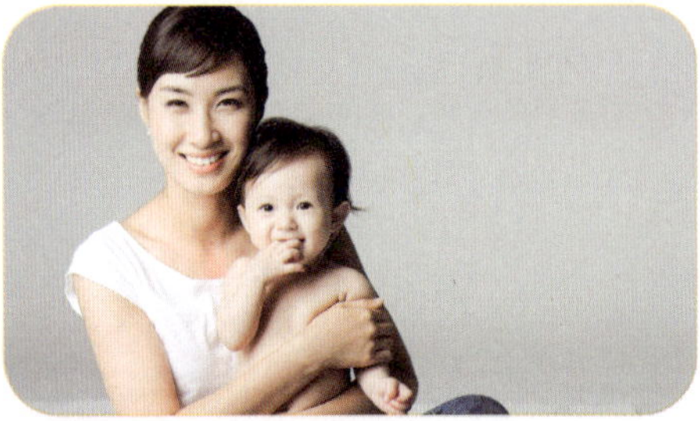

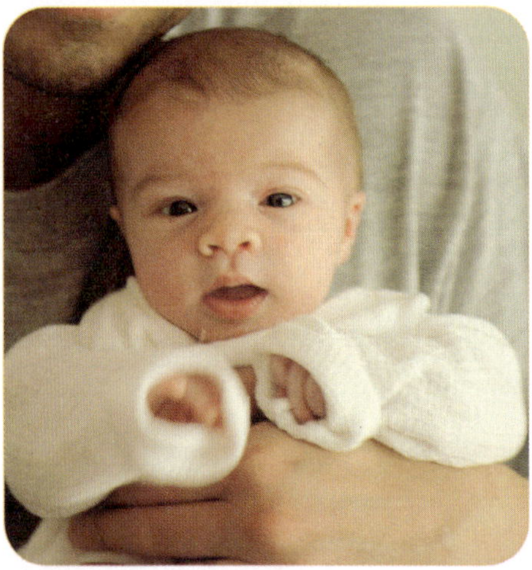

1 在社会心理层面

对宝宝的好处：

①可以增强宝宝的自尊心、自信心、自豪感。

②让父母和宝宝更加亲密，增强亲子关系。

③有助于宝宝树立良好的自我形象，自爱自强。

④可以加强宝宝对父母的信任感。

⑤可以提高宝宝的情商，使宝宝的人际关系更加和谐。

⑥可以提高宝宝的沟通能力，巩固与亲人朋友之间的关系。

对父母的好处：

①父母会增强为人父母的信心。

②父母可以更好地理解宝宝的需求。

③可以增强亲子关系。

④可以增进解读宝宝信息的能力。

⑤可以让父母和宝宝更好地接纳彼此。

⑥可以帮助父母尽快得到宝宝的信任，建立良好的沟通。

2 在生理与身体成长层面

对宝宝的好处：

①可以促进宝宝的消化与吸收，强健宝宝的消化系统。

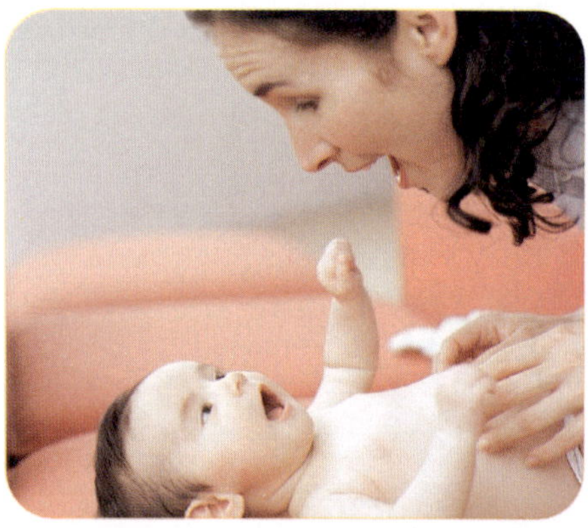

②可以安定宝宝的神经系统，有利于宝宝的自我调节。

③可以增加血液中氧气的含量，使宝宝呼吸更加顺畅。

④可以增进宝宝的新陈代谢，强化免疫系统。

⑤能够增强宝宝的身体知觉，宝宝会对身体有更全面的认识。

⑥可以扩张血管，促进身体的血液循环。

⑦可以刺激淋巴循环，排出体内的毒素。

⑧能够提高肌肉的弹性，促进动作的协调。

⑨可以调节生活节律，提高宝宝的睡眠质量。

⑩可以安定神经系统，让宝宝更容易进行自我调节。

对父母的好处：

①可以降低血压，保持心情平和。

②可以让心情更加愉悦、更加放松。

③可以减轻压力，保持乐观。

四、抚触与早产儿

早产儿由于身体状况较差，出生后就要接受胃管营养、静脉补液、机械通气以及足后跟取血等检查和治疗。

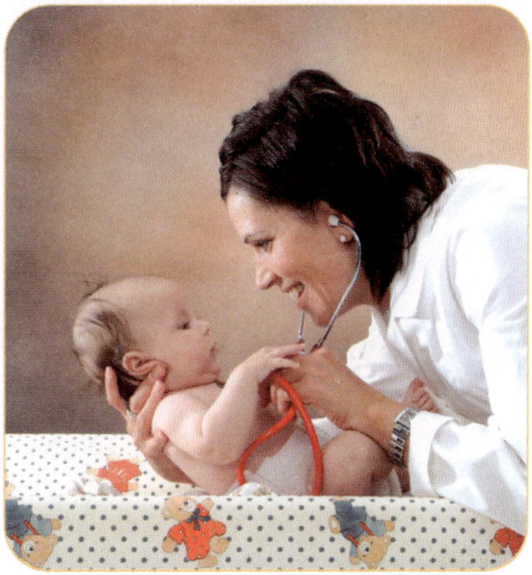

长期在新生儿监护室里，各种各样的治疗使幼小的宝宝需要面对很多疼痛和刺激。不仅如此，由于缺乏和亲人的交流，宝宝的生理和情感发育需求都很难得到满足。这些情况会使得宝宝出现紧张焦虑的情绪，出现异常哭闹、失神或对照料者产生逆反情绪的现象，导致生理发育比足月儿更加迟缓。

宝宝抚触最早就是被用在早产儿的治疗中。经过多年的临床研究和实验表明，接受过抚触治疗的早产儿，体重和身长明显高于一般水平。专家指出，在摄取相同热量的情况下，抚触治疗可以使宝宝体内的生长激素释放量增加，让宝宝长得更快。在营养吸收这方面，抚触还能够促进胃肠激素的分泌，帮助宝宝更好地吸收营养，也是帮助早产儿体重和身长增加的一大因素。

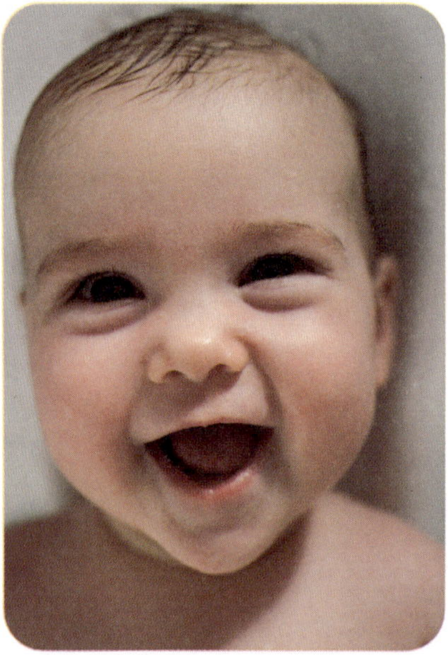

此外，更为重要的一点就是抚触可以加大感官刺激，促使出生时大脑尚未发育完全的宝宝的脑部发育。早产儿刚刚出生的时候，神经系统仍然处于快速增殖期，在这时为宝宝进行抚触按摩能够有效地增强宝宝的感官灵敏性和神经中枢系统的发育，提高宝宝的智力水平。

五、抚触与患病宝宝

每一个新的生命都是世界的希望，然而却有一些新生儿刚刚降临在这个世上，就面临着疾病的威胁。没有人愿意看着这些幼小的生灵面对疾病的折磨。现代医学的迅速发展和一些专家的潜心研究，为这些不幸的孩子和父母带来了新的希望。经过儿科专家学者的研究发现，宝宝抚触能够有效防止或者辅助治疗一些儿童疾病。

1 宝宝哮喘

哮喘是最常见的婴儿疾病，一旦患上，常会危及宝宝的生命。儿童哮喘难于治愈是由于宝宝的依从性和理解力较低，致使临床上比较常用的放松疗法在宝宝身上难以取得突出效果。专家针对这一问题进行了一系列研究，他们每天对哮喘患儿进行 20 分钟左右的抚触治疗，一段时间以后，患儿的肺部功能有了显著的提高，焦虑紧张的情绪也得到了缓解。这种疗法对于幼儿患者来说更有效果，他们在接受抚触治疗的时候，焦虑情绪迅速减少。

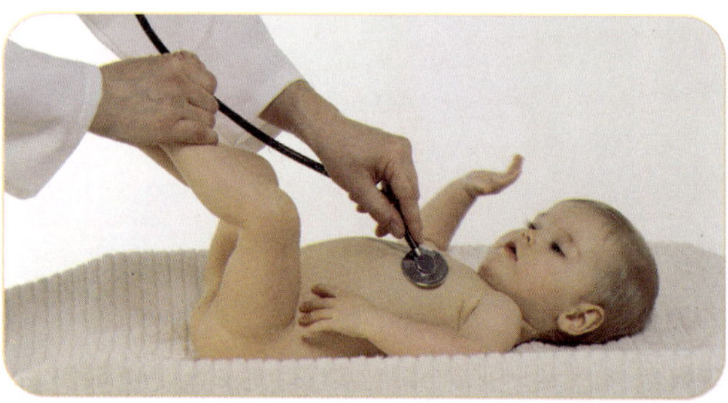

❷宝宝睡眠问题

新生宝宝经常出现睡觉 30 分钟后仍然没有进入睡眠，或者是夜间惊醒的情况。这一问题反映了一种复杂的互动模式，其中包括父母之间的情感变化、父母与宝宝之间的互动模式的变化对宝宝的影响，以及一些生理因素的影响。经研究表明，抚触疗法能够帮助婴儿更快地进入深度睡眠，提高睡眠质量，同时也能够帮助宝宝在清醒时保持良好的精神和敏捷的状态。

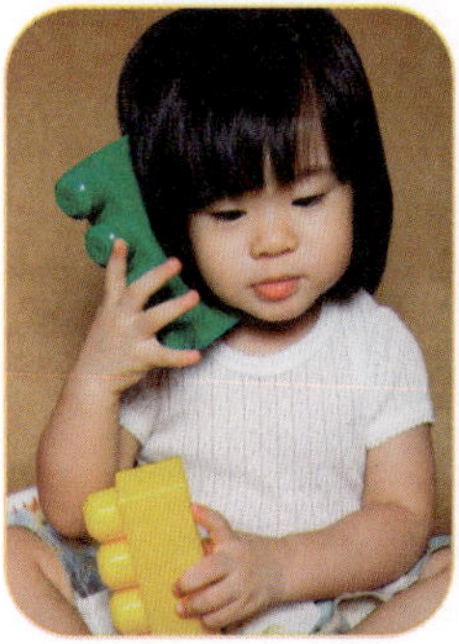

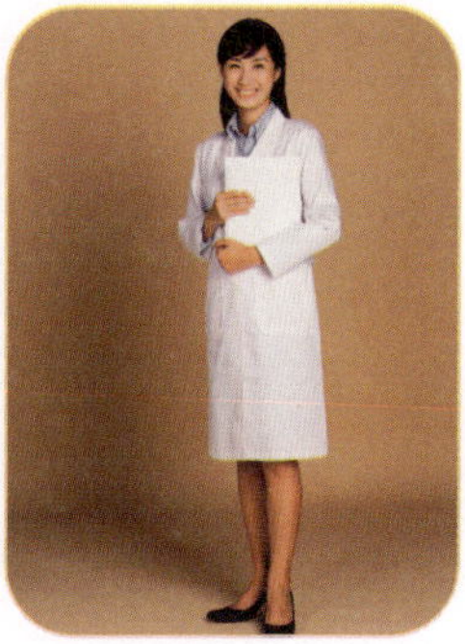

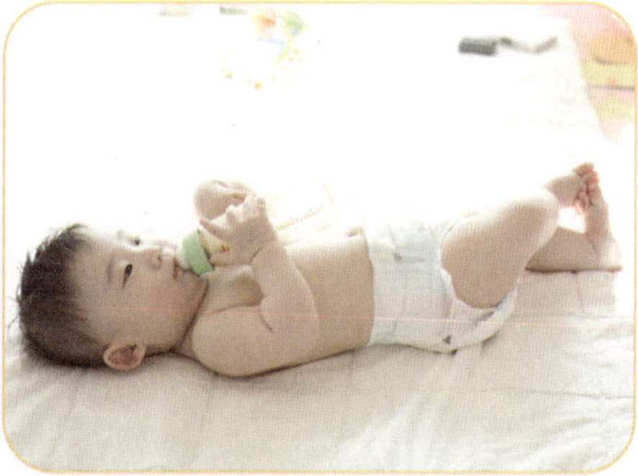

❸宝宝异位性皮炎

异位性皮炎也是一种在宝宝中比较常见的慢性炎症，全世界有 10%—15% 的孩子受到这种炎症的影响。异位性皮炎的患儿会长皮疹，并伴有皮肤瘙痒的症状，有的患儿还会出现皮肤感染倾向。除了异位性皮炎，还有 23% 的宝宝会有其他形式的过敏现象。经临床研究显示，用抚触疗法配合皮肤科医生的治疗，瘙痒、脱皮等不同皮炎症状均能得到明显改善，并能提高患儿的活动能力。

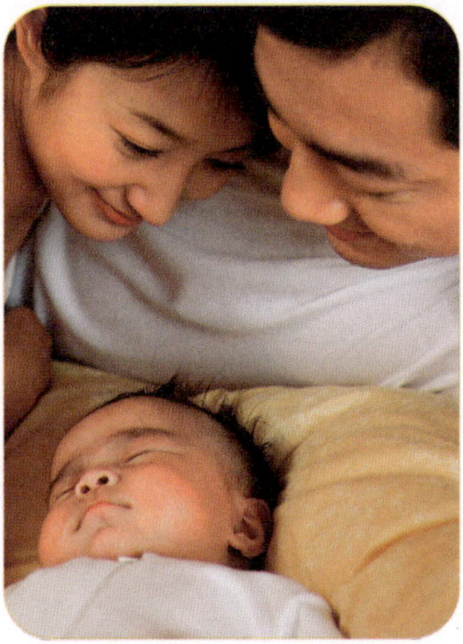

❹儿童糖尿病

糖尿病是一种在儿童中最为常见的生理代谢紊乱型疾病。在临床上，胰岛素、食物调节和运动治疗虽然有着不错的疗效，但是仍然有 30% 的宝宝不能完全依赖这种医学疗法。经过实验表明，抚触疗法能够帮助患儿更好地接受药物治疗和饮食治疗，就像催化剂一样，提高治疗效果。

抚触并不是单纯的机械治疗，而是母亲与孩子之间的情感交流。宝宝抚触不仅能够加快孩子生长发育的速度，保持健康的身体，更能够使刚刚来到这个世界上的宝宝得到爱的满足。通过抚触，可以将母亲心里满满的爱通过指尖传达给宝宝，让宝宝感受被爱的幸福。

六、宝宝适合抚触和按摩的关键期

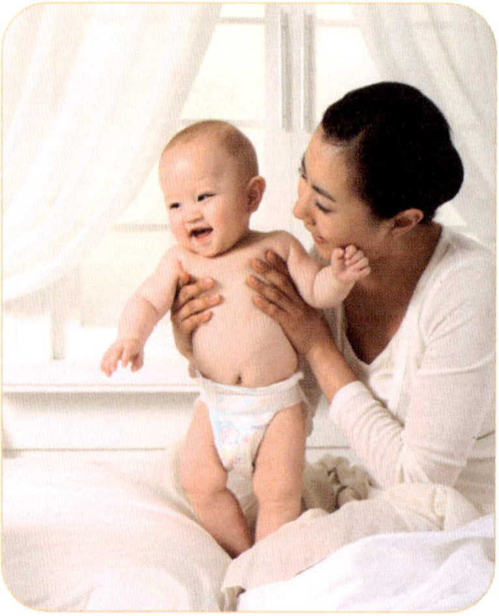

很多人都听说过"母亲印刻"这个实验，它是由一位动物学家经过实验证明的科学现象。这个实验是这样的：将一个即将孵化的鸭蛋放到一只小狗的面前，使小鸭子破壳而出之后第一眼就看见这只小狗。实验的结果正如许多人知道的那样，小鸭子把小狗当成了自己的母亲，而对自己的"亲生母亲"视而不见。经过专家研究表明，"母亲印刻"这一现象发生的关键时期便是动物刚刚出生时。可见，要与自己的宝宝建立亲子依恋关系，最关键的就是要把握宝宝刚出生这一时期，对宝宝进行抚触和按摩，才能使连接父母与宝宝之间的纽带更加牢固。

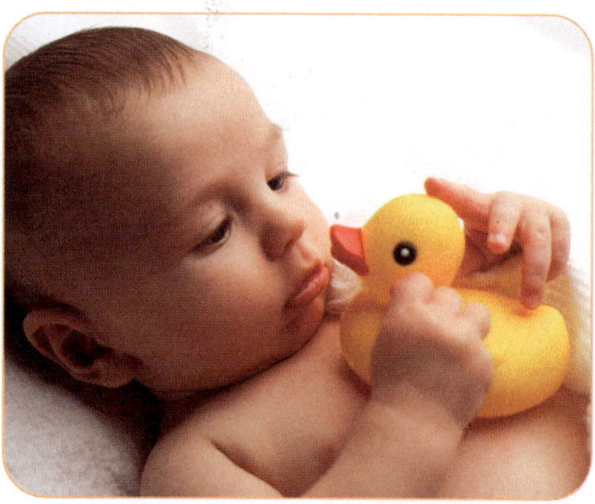

想要把握这一建立亲子关系的关键时期，必须要对它有一个充分的了解。一般来说可以将这一时期分为三个阶段，也有一些宝宝的三个阶段分别有提前或者拖后。

1 0—6周的前依恋期

这一时期的抚触并不会给宝

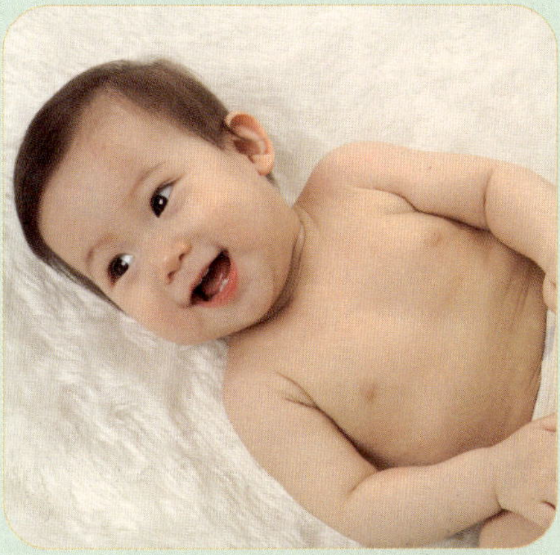

宝留下什么特别的印象，因为宝宝还太小，无法分清照顾自己的人，只要是有需要时就会对任何人笑或者呼唤。

2 6 周—8 个月的依恋关系初期

这一时期的宝宝已经可以认出自己的父母，或是照顾自己的人，并对其显示出更多的亲昵。这时的父母并不需要特别多的抚触，但要注意一定要给宝宝的微笑或是其他示好行为以回应，使宝宝得到满足，这样就会更加依恋父母。

3 8—36 个月的依恋关系明确期

这一时期是与宝宝建立亲子依恋关系最为关键的时期，也是对宝宝进行抚触的最佳时期。此时宝宝已经知道父母与他人的区别，并产生强烈的依恋感。当父母出现时，宝宝会高兴得手舞足蹈，喜笑颜开；而当父母离开时，宝宝又会感到失落与哀伤，甚至是恐惧，并以大声哭闹表示抗议，希望能够阻止父母离开。这个时候，对宝宝进行抚触按摩，不仅能够安抚宝宝不安敏感的情绪，建立牢固的亲子关系，而且还能够让宝宝学会信任和依赖他人，在宝宝日后的人际交往中起到积极的作用。

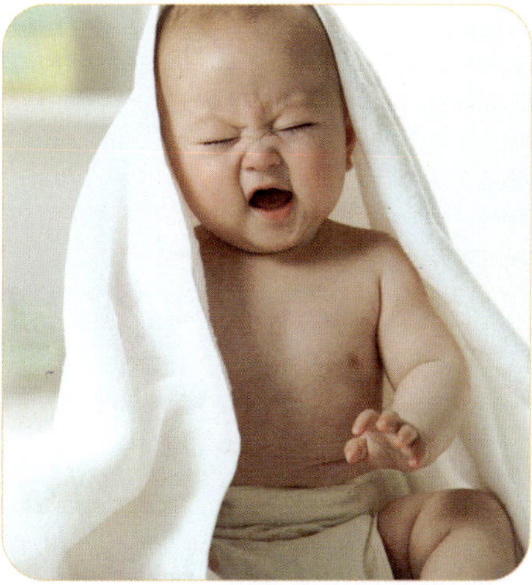

七、新手爸爸与抚触

抚触是一种父母与宝宝的亲密接触，父母可以通过抚触让宝宝更好地认识自己，熟悉自己，是亲子情感交流的最好的方式。虽然抚触对于现在的父母来说并不陌生，但往往做这些的都是妈妈，新手爸爸由于种种原因很

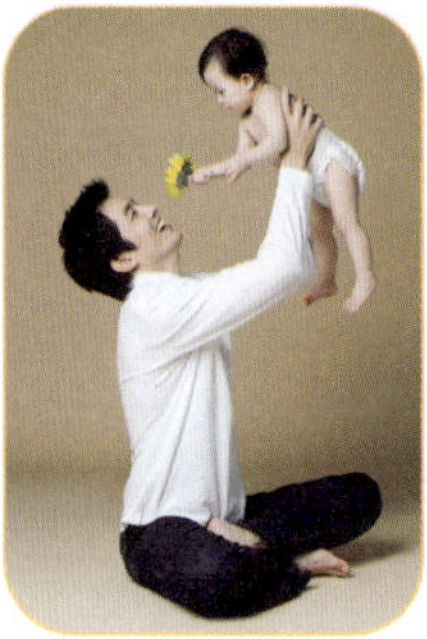

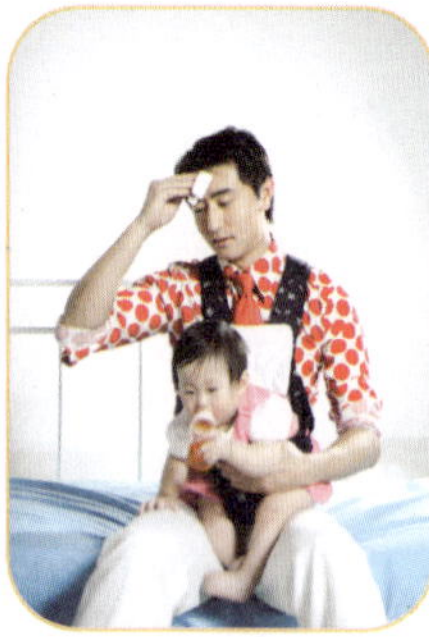

少做。其实，与母亲一样，父亲对于孩子来说同样是不可或缺的，爸爸也应该更多地了解抚触的好处和必要性，适当地为宝宝做一些抚触按摩，积极地参与到和宝宝增进感情的活动中来。

有关专家指出，父亲给孩子做抚触按摩，不仅能够增进亲子感情，帮助他们健康成长，还能够帮助孩子获得最初的性别概念。在中国，抚触也许还没有得到足够的重视，其实对于婴儿时期的宝宝来说，父母温柔的爱抚就像蛋白质和维生素一样，是非常重要的。进行抚触按摩时，父母通过对宝宝皮肤的温和刺激，把爱意传达给他们，

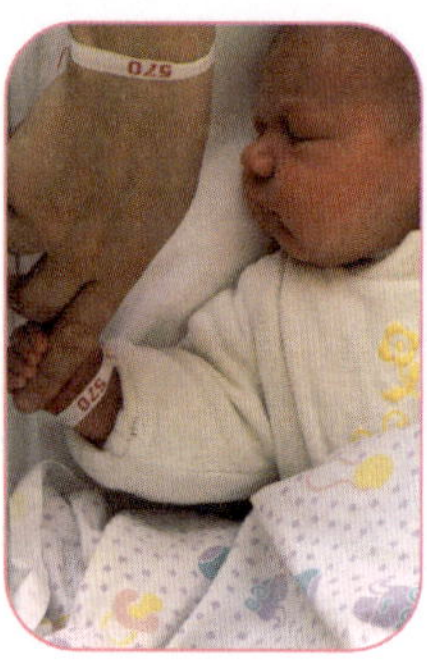

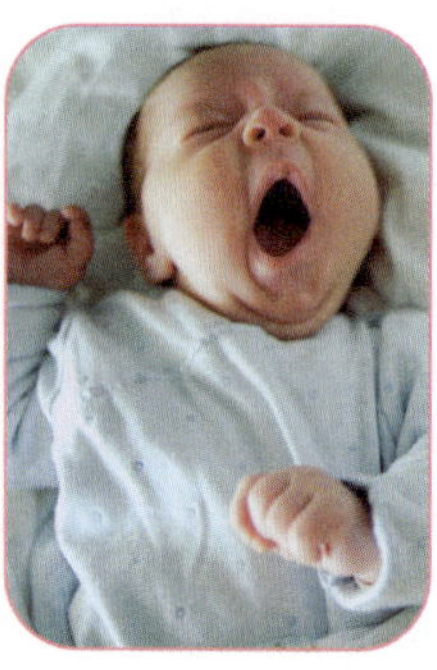

能够使宝宝感到安全和幸福，从而增强宝宝的自信，稳定宝宝的情绪。此外，抚触还具有提高宝宝机体免疫力，减轻腹胀、便秘的作用，同时还能促进宝宝神经系统发育，提高智商，让宝宝变得更聪明。

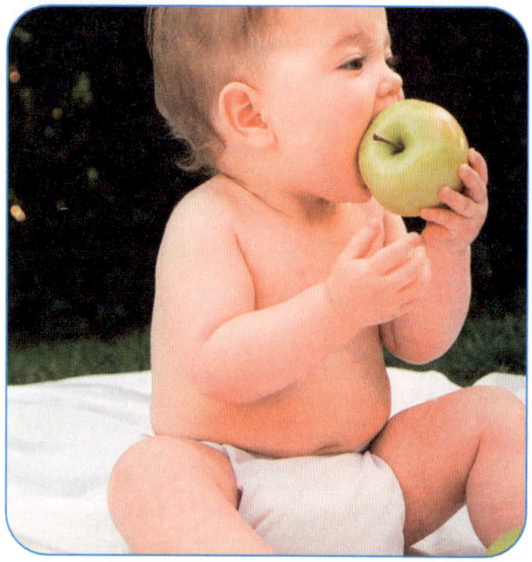

为宝宝做抚触的时候，有怎样的要求呢？做抚触最好的时段是在两次进食间、午睡及晚上睡觉前或者是沐浴前后，这些时间宝宝不会饥饿，也不烦躁或是疲倦。抚触应当一天两次，每次 15 分钟左右。与妈妈抚触不同，新手爸爸在给宝宝做抚触的时候还有一些特别需要注意的地方。首先爸爸的手劲比较大，所以一定要掌握好力度，不要让宝宝感到疼痛。其次，可能爸爸平时工作比较忙，这样就可以利用一些零星的时间为宝宝做抚触，摸摸手

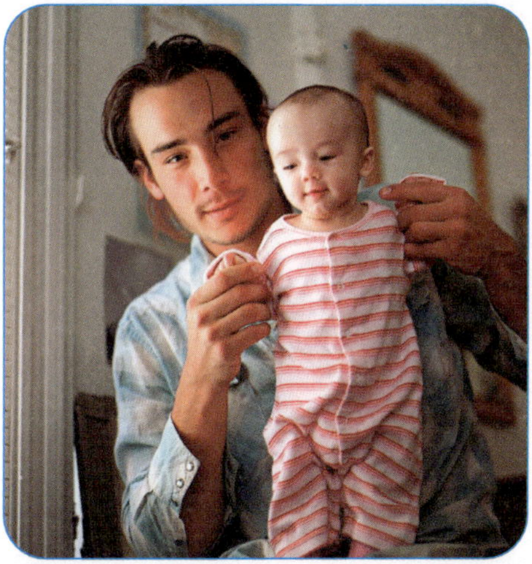

脚或者是摩挲宝宝的背部，都能够增进爸爸与宝宝间的感情。最后，爸爸需要明白的是，抚触并不是一种机械的治疗手段，它的精髓在于传递亲子之间的感情。

此外，爸爸的抚触还具有妈妈抚触所没有的效用。经过研究表明，比较多地接受父亲爱抚的宝宝要比其他宝宝更具有好奇心和探索精神，在认识力上往往更为优秀。也就是说，父亲的爱抚对宝宝日后的智力发展和行为态度具有很积极的作用。这种作用一般是通过一些类似于“蹦跳”、“掷球”、

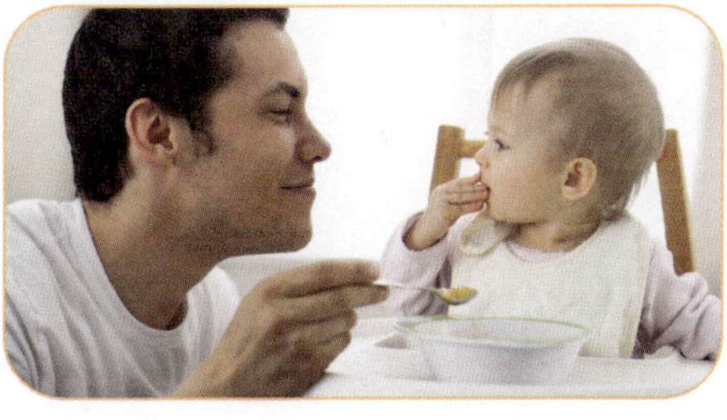

“捉迷藏”的游戏发挥出来的，经常做游戏的宝宝认识力往往比较强。同时，经常与父亲玩耍，得到父亲赞赏的孩子，在词汇和智力测验中能够得到很高的分数，也具备很强的独立精神。

八、抚触前的准备工作

专家的指导

要为宝宝做抚触和按摩，应该有专业的指导。父母可以选择资深并有

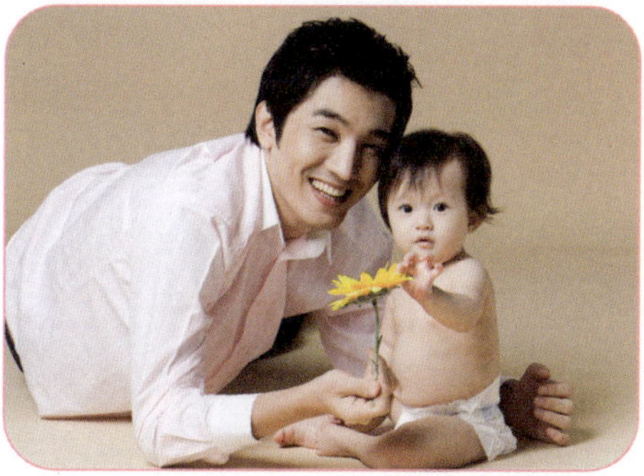

专业素养的婴幼儿按摩讲师，来指导自己如何运用抚触与按摩来与宝宝进行沟通。在专家的指导下，父母们可以从中学习到专业的手法，同时可以加强亲子关系和亲子互动，更好地了解宝宝的需求，更好地与宝宝进行互动，更好地照顾宝宝的日常生活，也会加强自己做好父母的自信心。

在选择婴幼儿按摩讲师之前，父母可以先对讲师的背景进行调查，了

解这位讲师是否能够胜任对自己的指导，是否符合自己的需求，这位讲师的素养和理念是否可以帮助自己更好地为人父母。若讲师这方面经验丰富、理念科学，那么对父母来说，将会有事半功倍的效果。

2 时间准备

抚触虽然具有消除宝宝“皮肤饥渴”感的作用，但是如果不注意时间，或是过多的抚触也可能会带来反作用。父母在给宝宝做抚触按摩的时候，应该选择睡前或沐浴前后的时段，如果是在两餐之间，就要保证当时宝宝的精神状态良好，没有饥饿、烦躁等不良情绪，才能取得最佳抚触效果。

3 物品准备

父母要布置一个安静卫生的地方，可以让自己和宝宝都全身心地放松下来，可以为宝宝预备一个温暖又舒适的软棉垫，为自己准备松软的靠背垫或坐垫。父母要为宝宝准备更换

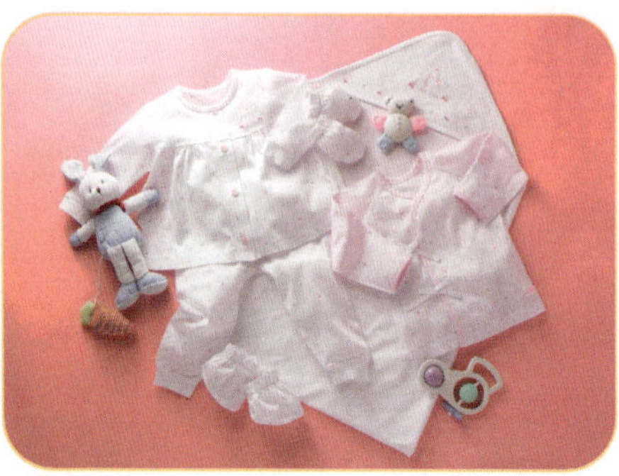

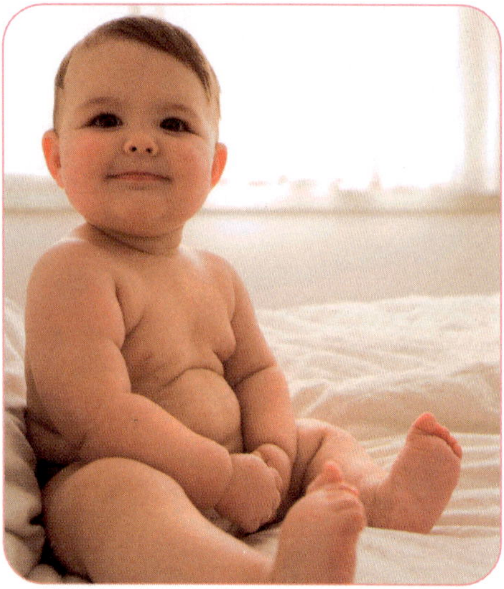

的衣服、尿布、纸巾、植物按摩油或无香精的乳液等等。还可以准备几样宝宝喜欢的玩具，供宝宝在按摩的时候把玩。

4 姿势准备

为宝宝做抚触按摩的时候，虽然时间较短，但是因为宝宝比较敏感，所以应当保持姿势的稳定性，不要经常变换按摩姿势，以免影响宝宝的心情。抚触时的父母最好是坐着，因为跪姿会给膝盖和韧带造成压迫。抚触的最佳姿势是摇篮式，也就是父母坐在床上或是垫子上，背靠家具或是墙壁，伸直双腿并微微向外弯曲膝盖，形成一个摇篮的形状。然后在两腿间铺一张厚厚的垫子或软被，将宝宝放在两腿之间，并让宝宝的后脑枕在父母的脚

后跟上，以便随时观察宝宝的表情，调节抚触时的力度与节奏。需要注意的是，在为宝宝做抚触按摩的时候，应当与宝宝进行目光交流，并面带微笑，也可以和宝宝轻轻地说话，这样宝宝会感到来自于父母的爱意，达到更好的按摩效果。

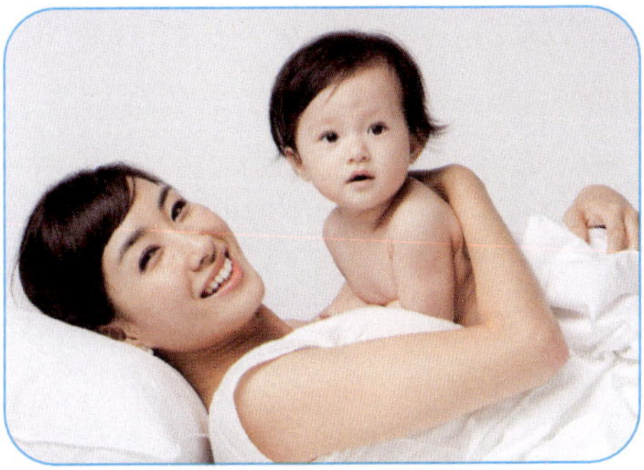

5 父母要作的准备

抚触前，父母应当剪掉指甲并且打磨光滑，同时要摘掉手表、戒指、手镯等饰品，以免误伤宝宝柔嫩的肌肤。

此外，还应当用热水清洁双手，免得手上的细菌给宝宝带来伤害。而且，热水洗手还可以使手掌温热，让宝宝更加舒服。

为了减少皮肤摩擦给宝宝的肌肤带来伤害，父母在按摩前应当在手心涂抹适量的婴儿专用润肤乳或润肤油，这样做可以让宝宝更好地吸收水分，具有防止皮肤干燥、长疹子的作用。婴儿油最好放在方便取用的瓶子

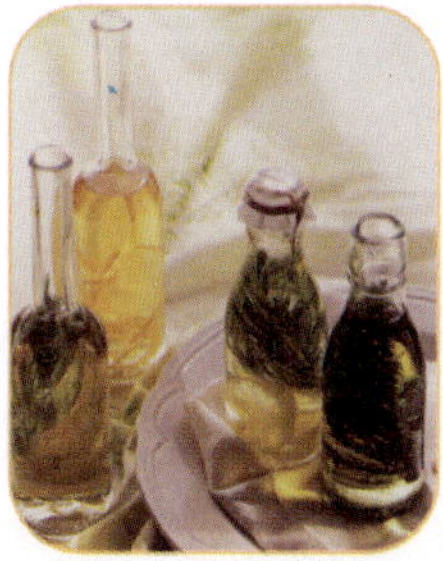

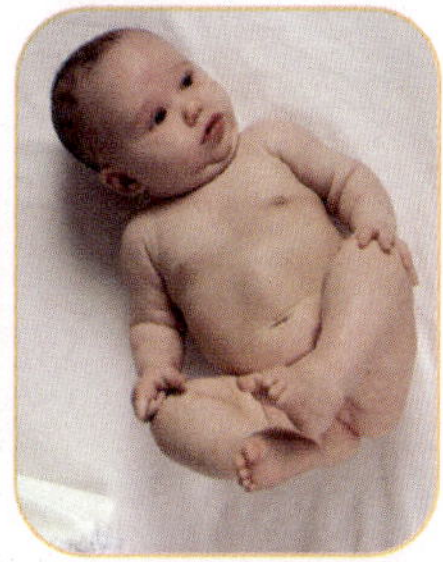

里，每次使用不宜过多，以免造成浪费。

6 宝宝抚触按摩的注意事项

要进行按摩时，如果宝宝拒绝，不要勉强宝宝。如果在按摩的过程中，宝宝不愿意继续，按摩就应该停止，可以按一段时间，停一段时间然后再继续。如果宝宝哭闹需要安慰，父母要耐心地安抚宝宝的情绪，因为在按摩的过程中，宝宝体内的能量开始流动，而压力也会从情绪中释放出来，父母应理解这种变化。

要注意按摩环境的选择。按摩时，室温最好在 28℃左右，要将门窗关上，

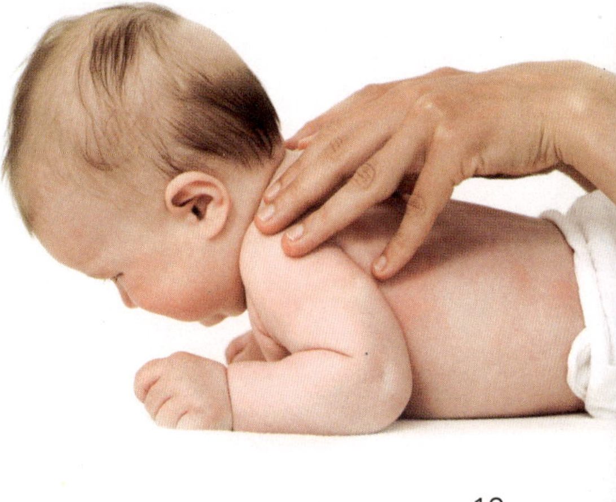

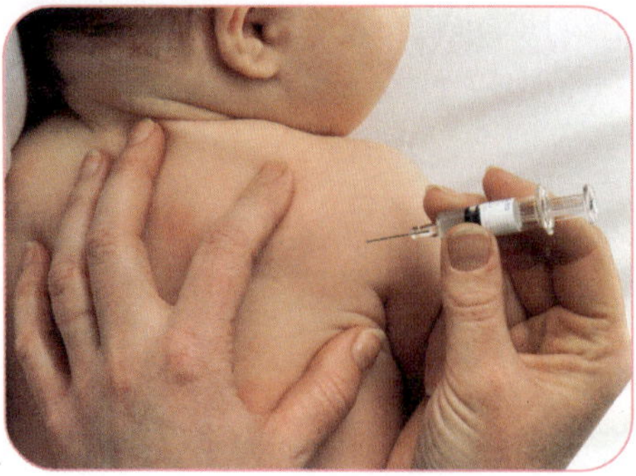

避免冷空气流动，因为按摩后皮肤的毛细孔会张开，如果吹到风，会使宝宝着凉感冒。可以给宝宝盖上一条小毯子，或者只将需要按摩的部位的衣服掀开即可。

如果宝宝身体不适，则应暂停按摩。宝宝若有发炎、发烧、骨折、感染等症状时，以及在预防针注射以后，都不适宜进行按摩。

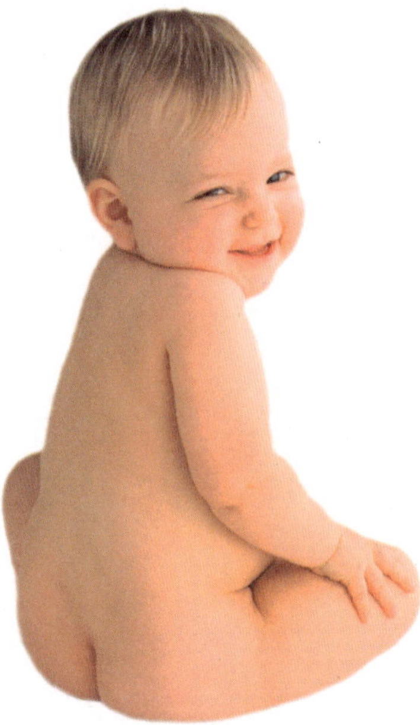

父母要根据宝宝的成长进度逐步学习按摩技巧，并注意调整按摩的方式与时间长短，按摩时间的长短应视宝宝的身体状况决定。

7 选择合适的按摩油

父母可以参照自己的经济状况，选择容易买到并适合宝宝的按摩油，而不一定非得使用昂贵的按摩油。选择按摩油时，最好选择冷压处理的植物油，味道要清淡、不刺激；若选择的是乳液，最好选择不含香精的产品，以免对宝宝造成刺激。有一些含复方精油的天然按摩油，若非宝宝身体状况的特殊需要，不建议给宝宝使用，若要使用，一定要经过专业医师的诊断和配制，才能保证安全。有一点要特别注意，在使用按摩油前要经过贴布测试，

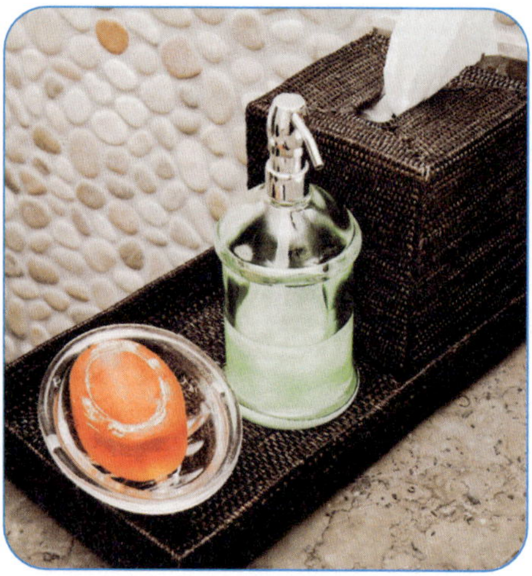

确保宝宝的皮肤不会产生过敏的反应。若宝宝是过敏性皮肤，父母可以不使用任何按摩油给宝宝进行按摩。

Tips:

贴布过敏测试

下面介绍贴布过敏测试的方法，可以测试出宝宝是否对所使用按摩油过敏。

1 将一种按摩油产品擦在宝宝手腕或脚踝的内侧。

2 待 20—30 分钟（完全确定须等候 12—24 小时）再进行观察。

3 若出现下列反应：过敏、皮肤红肿、出现疹子等，此种油品不适合宝宝使用。

若宝宝出现了过敏反应，要隔一段时间，再做其他按摩油产品的测试，选择出最适合宝宝的按摩油。

父母们会因不了解各种按摩油的特点，而不知如何选择，下面会对一些适合宝宝使用的基础油进行分析，以帮助父母们选择最适合自己宝宝的按摩油：

葡萄子油

特征：淡黄色或淡绿色，没有味道，质细不腻。

成分：维生素 B_1、维生素 B_2、维生素 C、维生素 F、叶绿素、必需脂肪酸、果糖、葡萄糖、钾、磷、钙、镁及葡萄多酚。

适用的宝宝：适用于敏感及细嫩肌肤的宝宝使用，可以起到为肌肤保湿作用，滋润及柔软肌肤，并利于吸收。

月见草油

特征：深黄色，含有月见草的药草味。

成分：r– 亚麻油酸、镁、锌、维生素C、维生素 E、维生素 B_6。

适用的宝宝：可与甜杏仁油相混合，取 10% 混合即可。适用于有异位性皮肤炎、湿疹的宝宝使用。

金盏花浸泡油

特征：黄绿色，味苦，有木质味以及麝香味。

成分：类黄酮、皂质、三萜烯醇。

适用的宝宝：可取 15%—25% 与甜杏仁油相混合。适用于皮肤敏感，有湿疹、尿布疹的宝宝使用，有滋润、抗炎、促进皮肤再生的作用。

甜杏仁油

特征：淡黄色，有清柔香味，润滑度佳，中性不油腻。

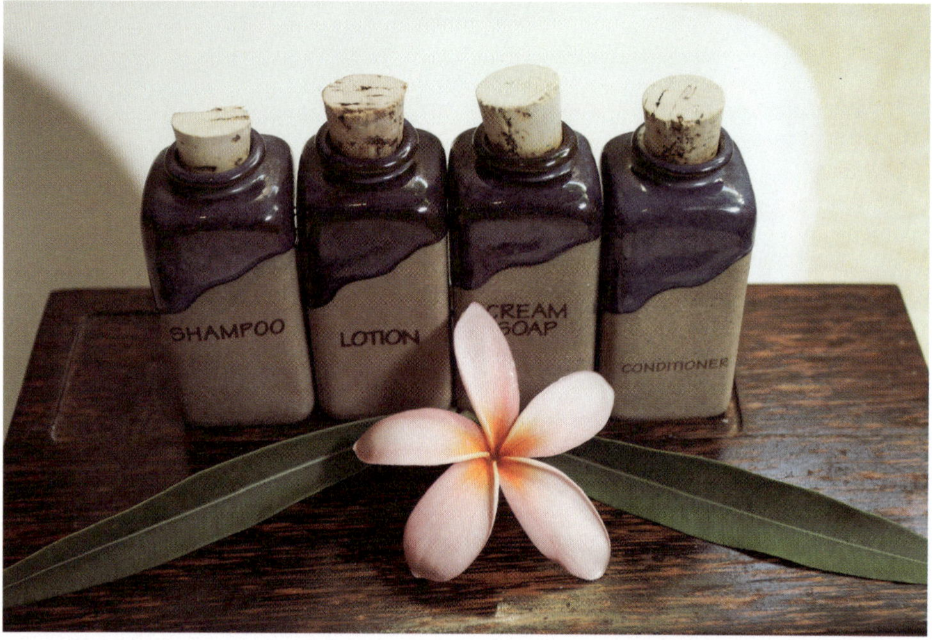

成分：维生素 A、维生素 B_1、维生素 B_2、维生素 B_6、维生素 E、蛋白质、脂肪酸。

适用的宝宝：适合娇嫩的小宝宝使用。亲肤性佳，有清淡的杏仁香气，调和性佳，容易与任何植物油调和，是广泛使用的基础油。

杏桃仁油

特征：淡黄色，较甜杏仁油浓稠，较为黏腻。

成分：维生素 A、维生素 B_1、维生素 B_2、维生素 B_6、维生素 C、GLA、矿物质。

适用的宝宝：适用于虚弱的宝宝，能帮助舒缓紧绷的身体。

PART 2 宝宝日常

基本抚触与按摩

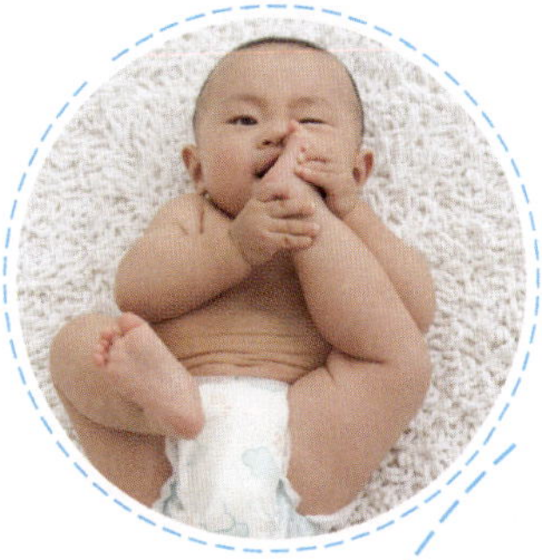

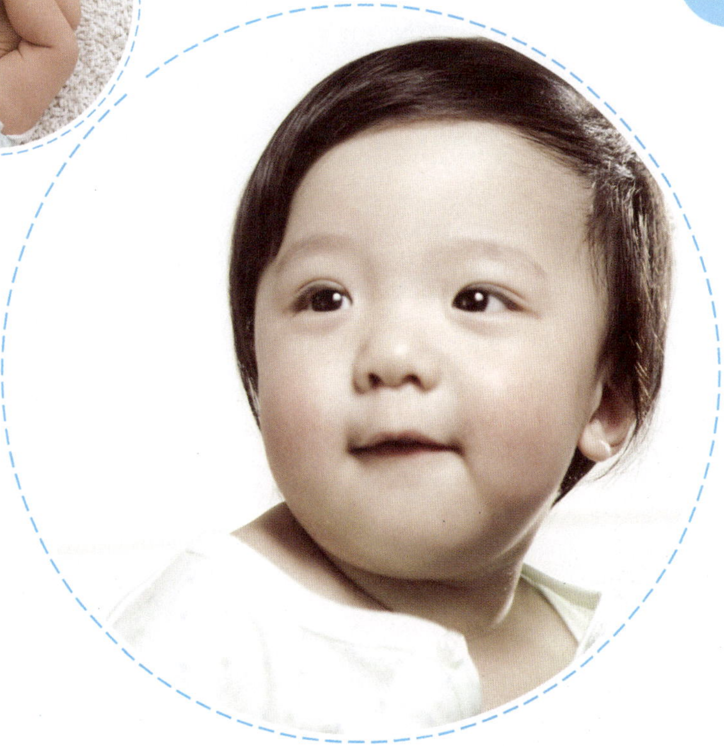

一、基本的抚触和按摩手法

1 手掌抚触与按摩

这种手法比较适合背部、腹部、臀部等大面积部位的抚触。因为这些部位肌肉比较多，面积也相对较大，用整个手掌按摩能够使其均匀受力，同时促进宝宝循环系统和淋巴系统更好地发育。需要注意的是，父母在用整个手掌进行按摩的时候，切忌将全身力气都集中在上面，因为宝宝的身体和骨骼都比较柔软，无法承受太大的压力。父母的按摩不是压迫宝宝，而是在他的身体上灵活地滑动。

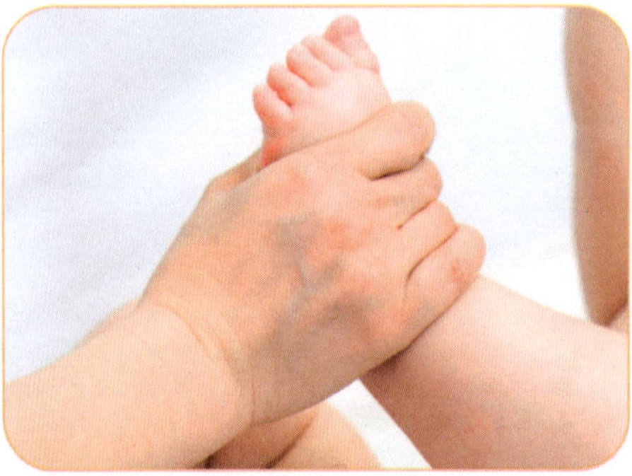

2 掌心抚触与按摩

掌心按摩比较适合脸颊、手臂、肩膀和腿等部位，因为掌心的肉比较多，也比较柔嫩，而且温度适宜，不会伤害宝宝，也更受宝宝的喜爱。此外，父母在给宝宝按摩的时候还能根据宝宝的

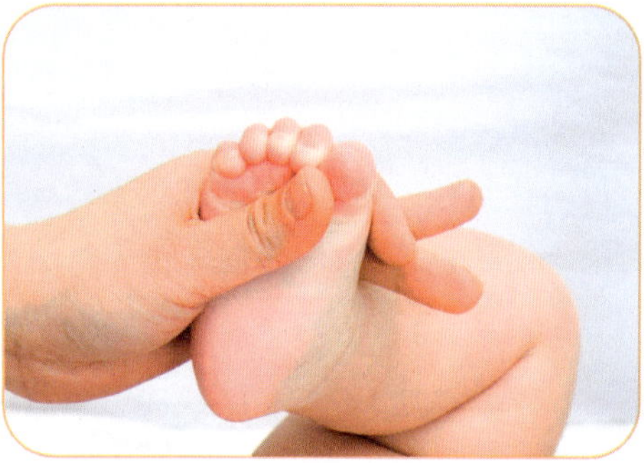

反应随时调节按摩的力度。既可以用双手，也可以单手为宝宝按揉，使宝宝放松下来。

3 手指揉捏按摩

这种方法适用于宝宝的脸颊、肩膀、手指以及腰部、脚趾。在按摩的时候可以用两根或三根手指的指腹进行揉捏，切忌用指尖发力。因为揉捏法的力度比较大，所以比较适合宝宝身体上脂肪比较厚的部位，这样做既不会

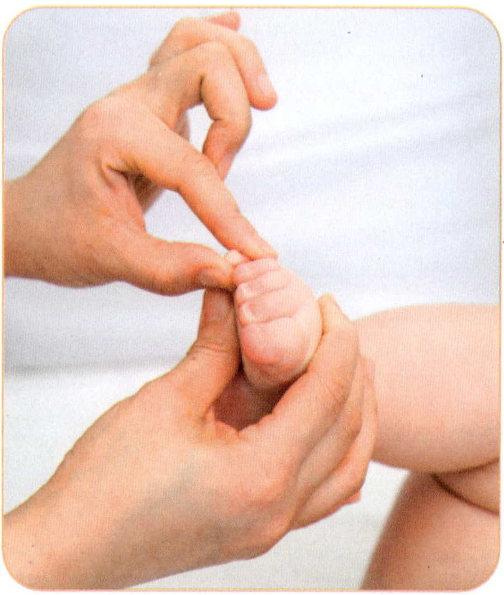

伤害到宝宝的皮肤，也能够根据宝宝皮下脂肪的薄厚来判断宝宝的营养和发育情况，这样尽早发现问题就能够及时解决。

④拇指指腹按摩

指腹按摩通常比较适合眼眶周围、耳廓、手掌及脚掌等面积较小的部位。越是简单的手法，有时候越难以掌握力度。所以在用指腹按摩的时候一定要掌握好力度，尽量避免用力按压穴位，可以一边用指腹在宝宝皮肤表面按照一定的方向滑动，一边用其余四指辅助按摩，以便于皮肤均匀受力，达到更好的按摩效果。

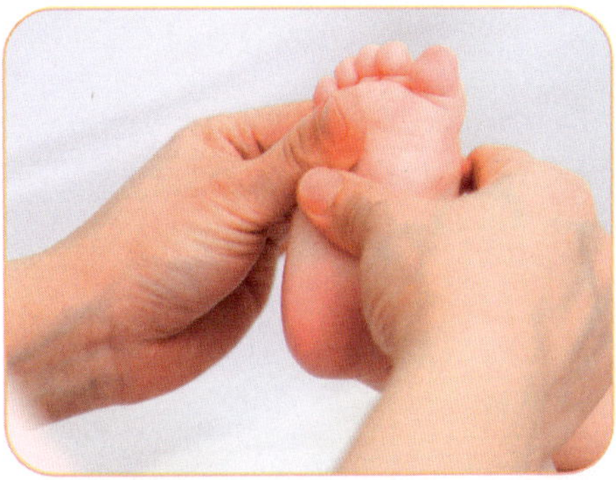

⑤扣手按摩

扣手按摩是指抚触者将手掌弯成一个铲子的形状，使掌心充满空气，然后拍打宝宝的后背、腹部，具有很好的保健效果。这种方法比较适合年龄较小还不适合穴位按摩的宝宝，不仅能够促进血液循环，加速宝宝的成长和发育。对于爱哭闹的宝宝，扣手按摩还具有安抚的作用，使宝宝感受到妈妈的温暖和安慰，逐渐恢复平静。

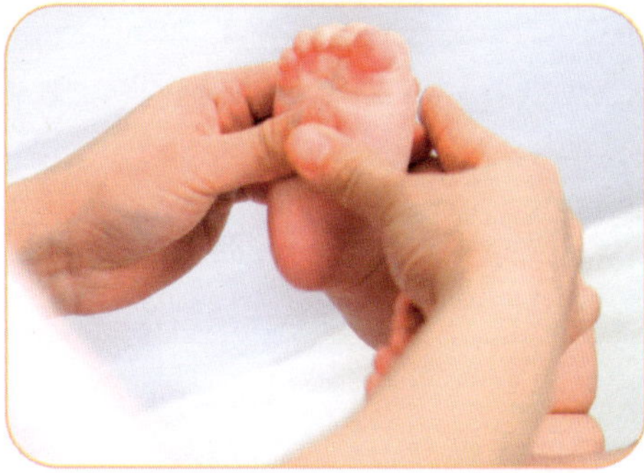

⑥手指滑动按摩

通常情况下，滑动按摩没有特别固定的部位，四肢、背部、腹部都可以使用，它也是一种最常见也最简单的按摩手法，按摩前甚至不需要什么特别的准备，也没有固定的场所。按摩者在宝宝吃饭、游戏或者散步的时候，都可以一只手抱着宝宝，再用另一只手进行抚摩。需要注意的是，有一些特殊部位必须用手指滑动按摩法进行按摩。例如给宝宝按摩肋骨的时候，最好

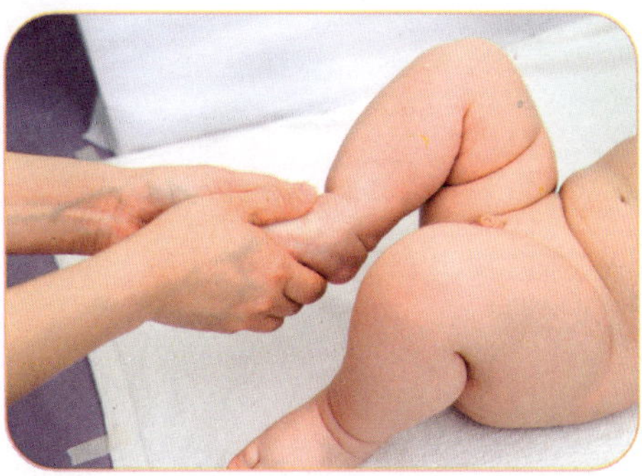

依次用手指顺着肋骨的方向进行抚摩；还有宝宝的乳头比较敏感，按摩的时候应当用手指在周围轻轻滑动，避开敏感区，这样才能在不伤害宝宝的情况下，达到最理想的按摩效果。

7 握挤式按摩

握挤式按摩是指用双手抓住宝宝双臂或双腿的一端，然后一边挤捏一边向另一端滑动，同时揉搓宝宝四肢上的关节和大肌肉群，具有放松身体的作用。

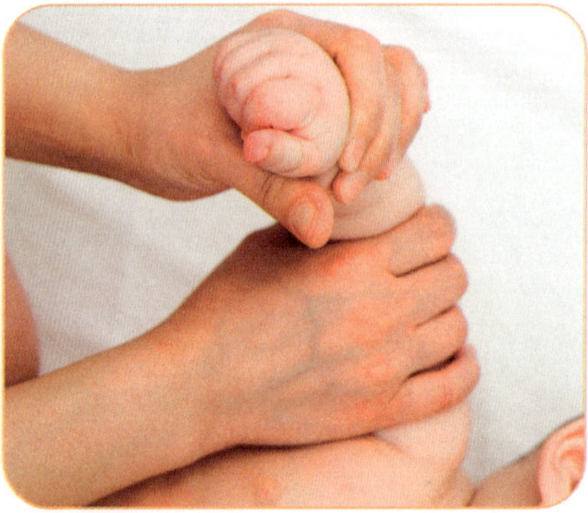

Tips:

给宝宝做抚触的时候，力度一定要拿捏准确，通常应当是给成人按摩的 1/3 或更轻。还有，给成人按摩的时候方向一般是从四肢向心脏，而给宝宝按摩的时候正好相反，应当遵循从心脏向四肢的方向进行按摩。

二、日常抚触与按摩

1 喂奶前后的抚触与按摩

[刺激宝宝吸吮的抚触与按摩]

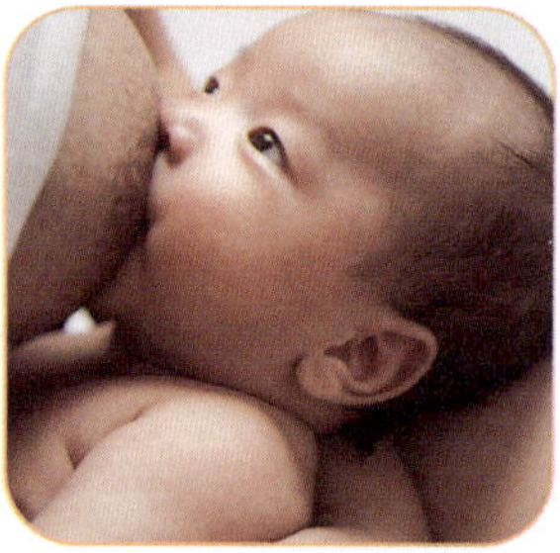

功效：具有刺激宝宝吸吮反射的作用，通过给宝宝的抚触与按摩，延长宝宝的吸吮时间，可以促进妈妈的乳汁分泌，让宝宝获得更多的营养。

步骤：

①抚触者将宝宝抱在怀中，一只手的中指指腹置于宝宝的下嘴唇上，轻轻按动，然后再按摩上嘴唇。

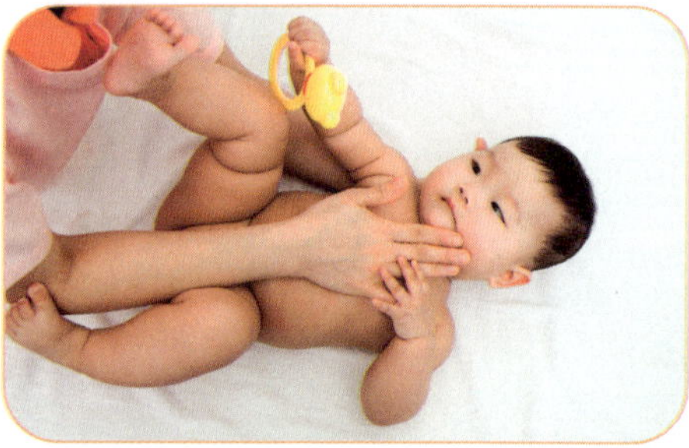

②用拇指、食指和中指捏住宝宝的下嘴唇，轻缓地按照一定的方向按揉 1—2 分钟，再以同样的方法按摩上嘴唇。

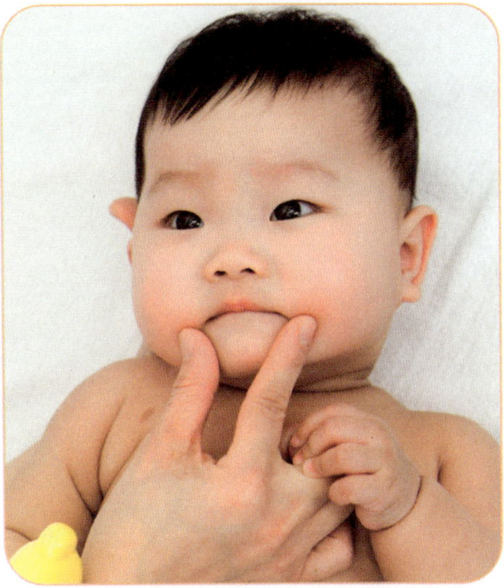

③按揉完以后，妈妈可以用乳头轻轻扫过宝宝的嘴唇，逗引宝宝，也可以用手握住自己的乳房，以乳头按压宝宝的唇部。

贴心话

妈妈在给宝宝做按摩时一定要先剪掉指甲并打磨光滑，还要用热水洗手，而不用香皂或是洗手液，以免残留物或香气刺激宝宝，使宝宝感到不适。

[预防和缓解宝宝吐奶的按摩]

功效：具有增强宝宝胃部功能，帮助改善宝宝频繁溢奶、吐奶的症状，同时能够促进消化和吸收，尤其是帮助宝宝吸收奶水中的钙质。

步骤：

①让宝宝平躺在床上，按摩者将五指并拢，掌心贴于宝宝肚脐上，一边稍微施压，一边以顺时针方向按揉宝宝腹部5—10分钟。

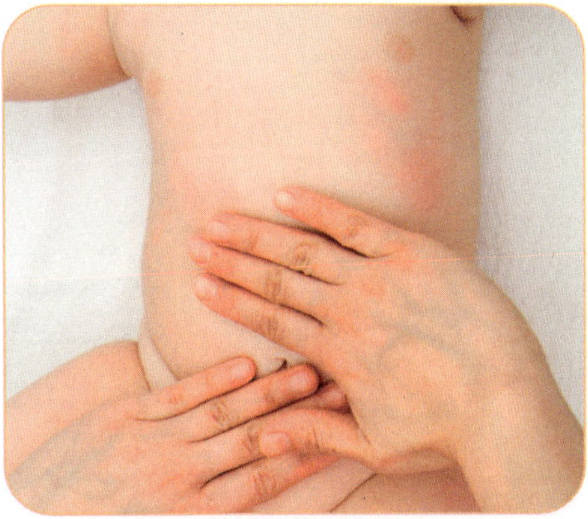

②将手掌放置在宝宝的上腹部，以胸部剑突为中心，顺时针和逆时针方向各按揉20次。

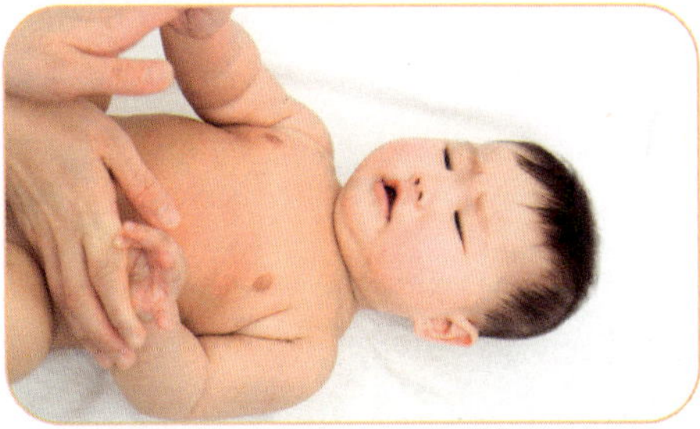

③找到位于胸口的膻中穴，以中指指腹按揉法轻轻作用该穴1—3分钟，随后用两手拇指自膻中穴向两侧分推30—50次。

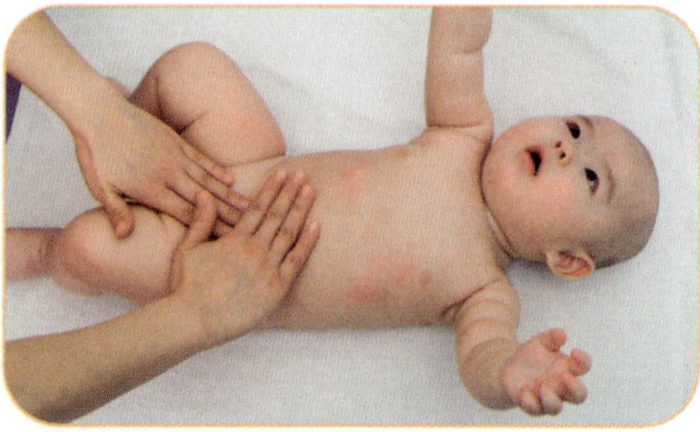

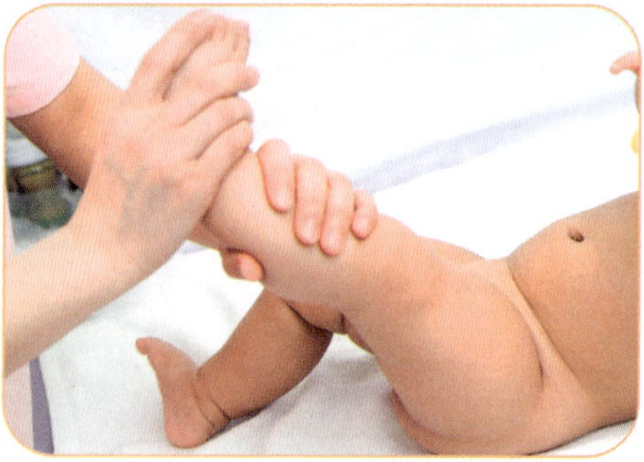

④拿宝宝的左腿，取位于膝盖下方的足三里穴，用拇指轻轻按揉30—50次。

贴心话

按摩应该选择在喂奶前或喂奶后半小时进行，频率可以是每4小时一次，夜晚可以延长到6小时以上。按摩后如果出现打嗝、肠鸣或是肛门排气的现象，父母不用担心，这是正常的生理反应，表示宝宝的肠胃功能已经得到了改善。

[缓解宝宝惊跳反应的抚触与按摩]

功效：具有改善宝宝惊跳现象的的功能，能够促进宝宝神经系统的发育，避免宝宝在吃奶时发生惊跳反应而带来的危险。

步骤：

①让宝宝仰卧在细窄但柔软的位置，双手自然下垂，按摩者用右手扶住宝宝，左手拿宝宝的手臂，从手肘部位轻轻捏按到手腕，然后再用手指轻轻按摩手腕。

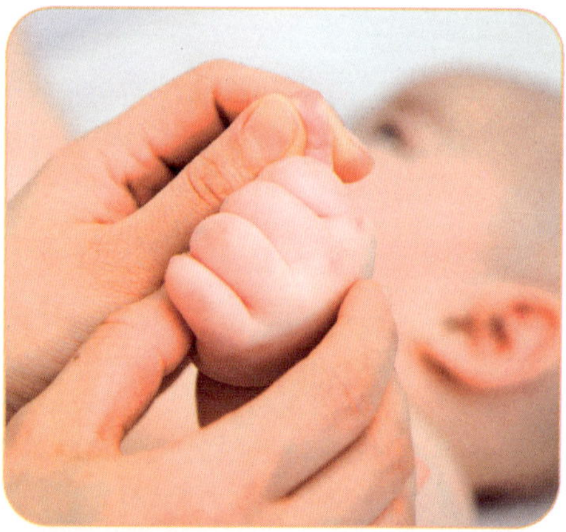

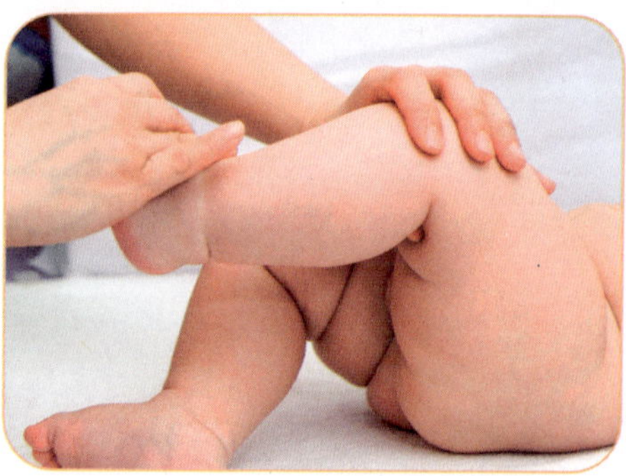

②双手从宝宝的腿根处一直向下，轻轻揉搓直至脚踝处，然后再用双手拇指按摩宝宝的脚心到脚趾。

③妈妈盘腿坐下，在腿上铺好软垫，然后将宝宝面朝下放在腿上，用手掌横擦宝宝的肩膀、背部以及骶部。注意按摩的时间不宜过长，待宝宝的皮肤微微发热、发红即可。

贴心话

除了抚触按摩以外，在喂奶 1.5 小时后，可以让宝宝平躺在床上，父母轻握宝宝的脚踝，帮他做蹬自行车似的蹬腿运动。这种动作能够锻炼宝宝的肠胃，使积存在胃部的气体顺利排出。如果打嗝并不严重，父母也可以在宝宝打嗝的时候轻轻弹他的脚心，这样能够很快止住打嗝的现象。

睡觉前后的抚触与按摩

[让宝宝安睡的按摩]

功效：具有使宝宝迅速从兴奋中恢复平静的作用，帮助宝宝安心入睡，同时也能够改善宝宝在黑暗环境中烦躁不安的情绪。

步骤：

①抚触者将双手搓热，掌心贴在宝宝的脸上，上下轻轻按揉 3 次。然后将拇指指腹置于宝宝前额，向后按摩至宝宝的发际处，重复 3 次。

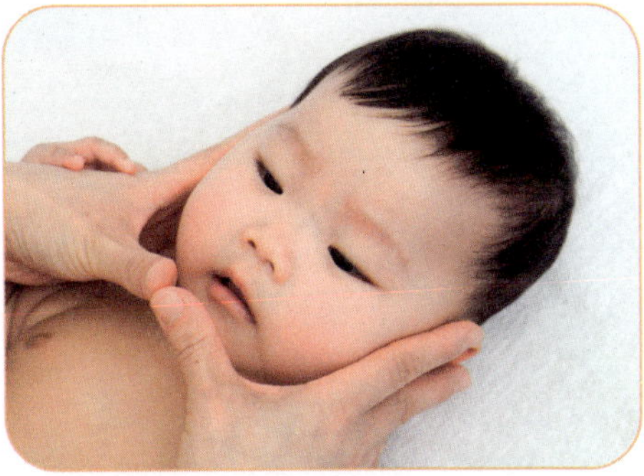

②将双手虎口张开，其余四指并拢，放在宝宝颈部的两侧，然后双手交替用掌面和四指指腹反复斜擦颈部3遍。

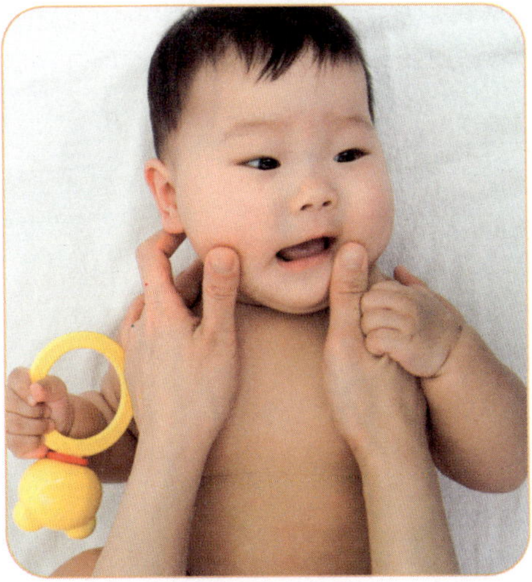

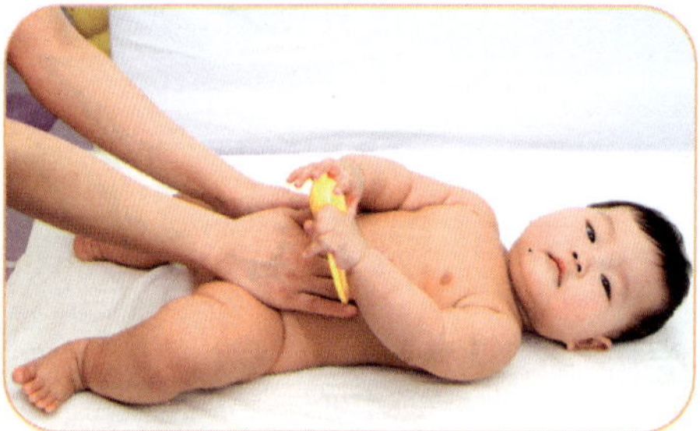

③将左手掌心置于宝宝腹部之上，再将右手置于左手手背上，以宝宝的肚脐为中心以顺时针方向按揉宝宝腹部3圈，然后再按逆时针方向揉。

④将手掌弯成铲子状，用空掌平稳、有节律地拍打宝宝的四肢。按照由上往下的顺序，左右各拍打3次。

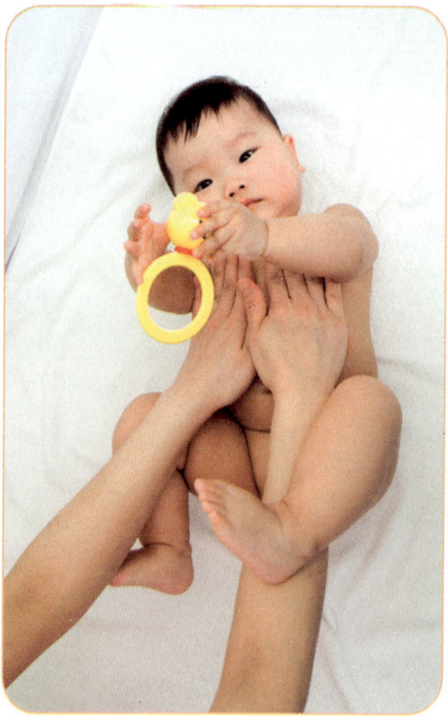

贴心话

睡前的抚触应当尽量舒缓，避开会使宝宝兴奋的部位，也可以放一些轻缓的音乐，帮助宝宝尽快入睡。

[帮助宝宝起床的按摩]

功效：可以帮助宝宝快速清醒，预防因突然被叫醒而出现的头晕头痛等现象，还能够增强宝宝的反应能力。

步骤：

①在不吵醒宝宝的前提下，轻轻给他翻个身。然后将双手五指并拢，置于宝宝的脊椎两侧，由上至下沿着波浪线做推抹运动，可以多反复几次。

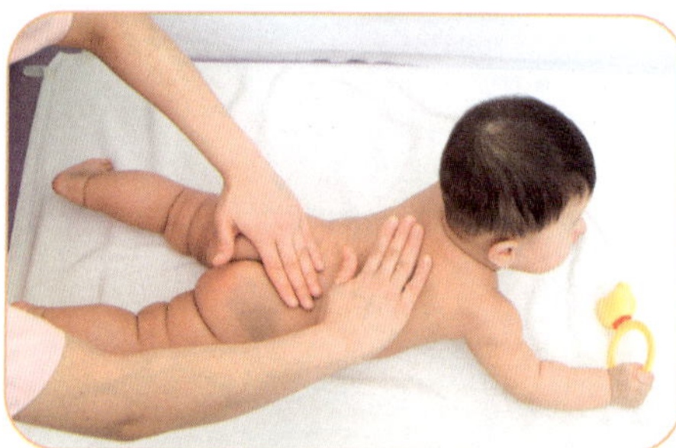

②给宝宝翻身，妈妈在食指上缠一块干净的湿毛巾，一边在宝宝面部画圈按摩，一边给宝宝擦脸。

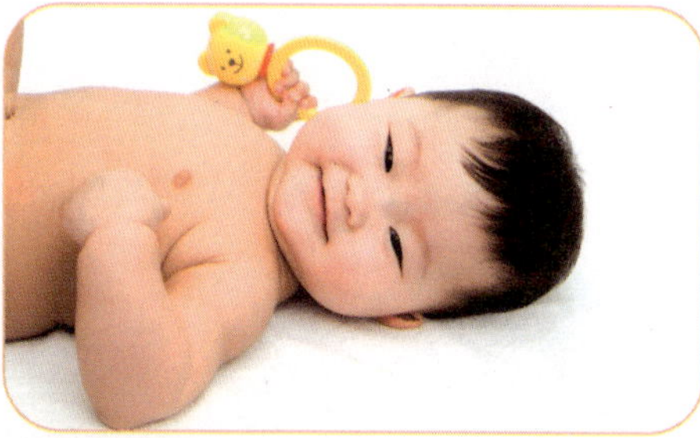

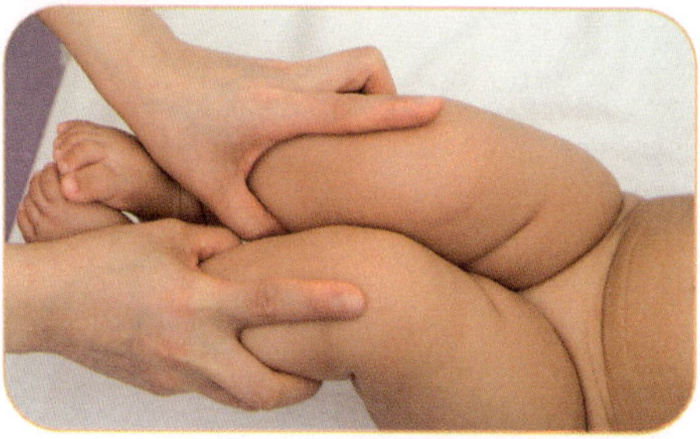

③双手握住宝宝的脚踝，帮助他做蹬车动作。

贴心话

如果宝宝经常突然被惊醒，除了会让他哭闹不止，时间长了还会引起睡眠障碍，造成生物节律紊乱，影响宝宝的生长发育。

洗澡前后的抚触与按摩

[洗澡前的热身抚触与按摩]

功效：具有改善宝宝身体各器官系统状况，提高神经系统兴奋性的作用，使宝宝不再有“洗澡恐惧症”，同时还有预防肌肉抽搐的效果。

步骤：

①在洗澡盆中加入温水，并将宝宝平放在婴儿专用的浴盆吊床上。妈妈可以先将食指、中指和无名指并拢后放入盆中蘸湿，再用画圈的手法轻轻按摩宝宝的面部、胸部和四肢。

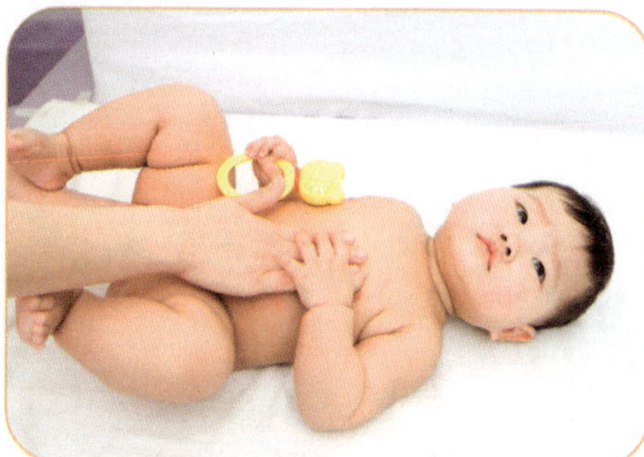

②从水盆中撩一点温水淋在宝宝的腹部，可以用右手的食指在宝宝的腹部轻柔地写一些英文字母或是其他笔画。

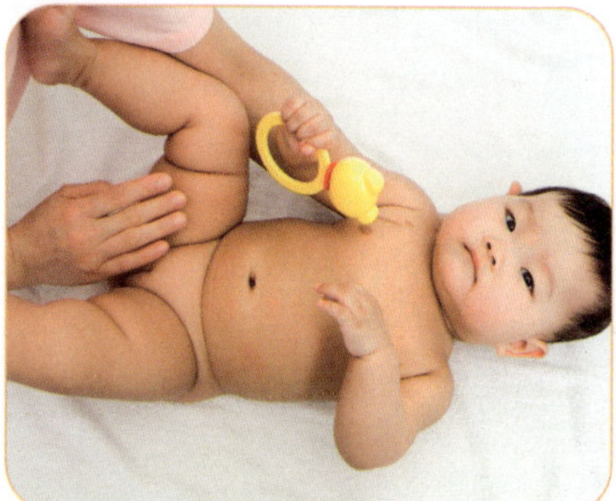

③用手掌轻压位于宝宝下腹部与双腿连接生殖器两旁的鼠蹊部，可以重复几次。然后轻轻捏挤宝宝的大腿根部，并上下移动，最后用双手轻轻揉搓宝宝的双腿即可。

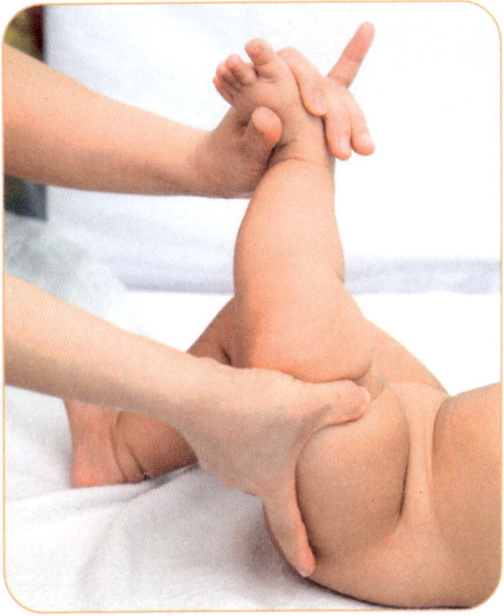

贴心话

洗澡前的抚触按摩不宜过长，免得使宝宝受凉感冒。在按摩的过程中，妈妈应当始终保持手部湿润，并随时往宝宝身上淋些水，帮助宝宝更快地接受洗澡。

[控出进到耳朵中的水]

功效：宝宝洗澡时，耳朵里经常会进水。这种按摩法能够有效地控出耳朵中的水，具有预防中耳炎，提高宝宝听力的作用。

步骤：

①将宝宝进水的耳朵向下，以侧躺的姿势放在自己的腿上，然后用手掌紧压在宝宝的耳廓上，随后迅速松开手，这样重复几次。

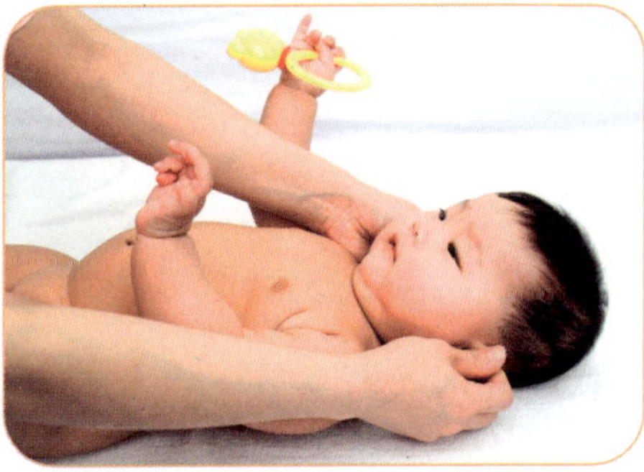

②用手指指腹轻轻抚摩宝宝的嘴唇，使他反复做出张嘴的动作。这种方法可以帮助宝宝活动他的颞下颌关节，促使水从耳道中流出。

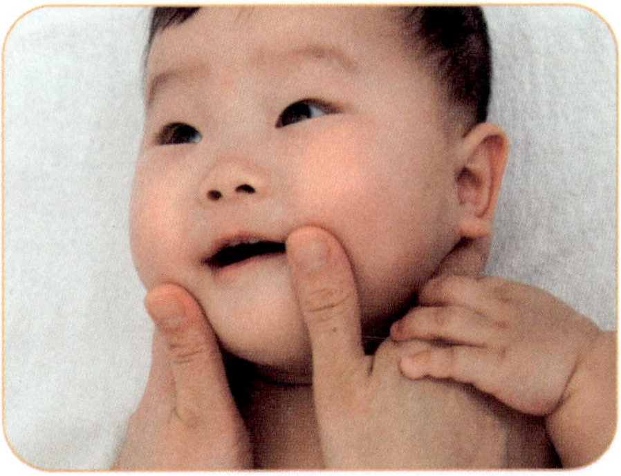

③最后，可以用手指向下牵拉宝宝的耳廓，并重复几次。然后再用拇指、食指轻柔地从耳朵最上端按压到耳垂。

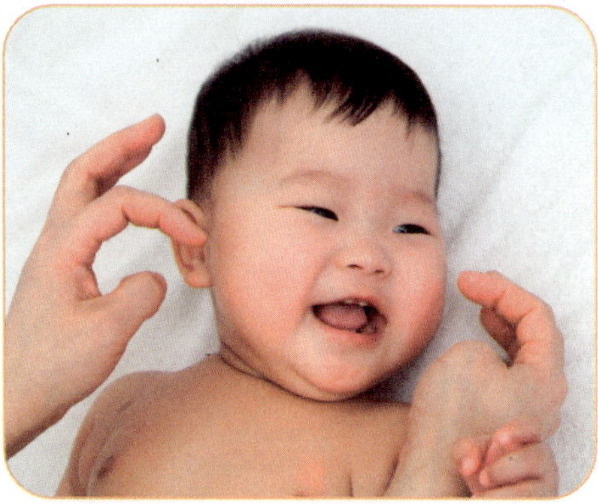

贴心话

如果宝宝洗澡时耳朵不慎进水，不要立刻用棉签或手指清洗耳道，而是应当先用上述方法让水自己流出来，再用棉签将水吸干净。

[洗澡后宝宝的抚触与按摩]

功效：具有帮助宝宝放松身体各部位的肌肉，促进新陈代谢和血液循环的作用，同时还能够提高宝宝的睡眠质量。

步骤：

①按摩者坐在垫子上或者床上，背靠着墙壁或是家具，双腿伸直并微微向外屈膝，将浴巾铺在两腿之间。让宝宝背朝自己坐在浴巾上，并用双腿轻轻夹住宝宝的身体。在双手拇指指腹上蘸一些婴儿油或者婴儿专用的润肤乳，左手在上、右手在下地以画圈的方式按揉宝宝的背部。

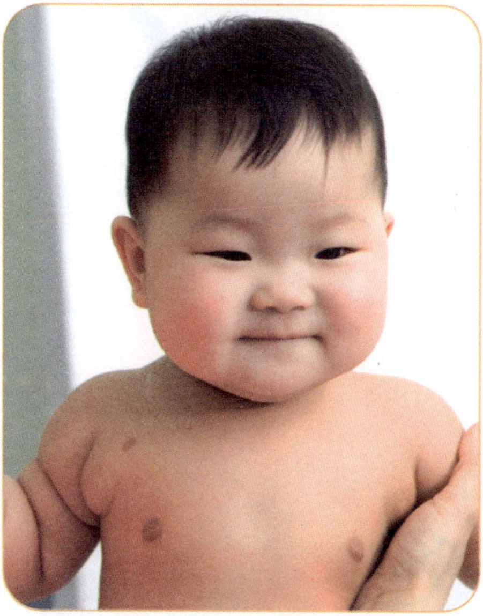

②妈妈的身体微微前屈，使宝宝的背部贴于自己的腹部，然后将宝宝的双腿微微弯曲，用抹了婴儿油的手

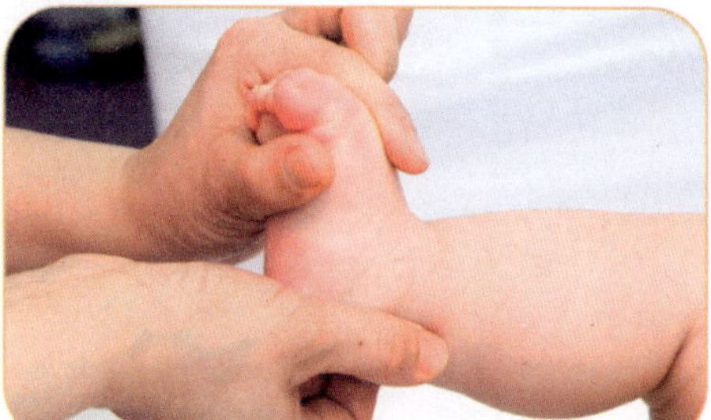

掌从宝宝的腿根轻柔地按揉至脚踝，可以重复多次。

> **贴心话**
>
> 沐浴后的宝宝皮肤都比较娇嫩，婴儿油是最好的搭配品，可以有效减少皮肤的摩擦。此外，润肤油具有的特殊香气还能够起到镇静神经的作用。

4 换尿布时的抚触与按摩

功效：具有安抚宝宝紧张的神经，缓和情绪的作用，能够有效减少宝宝换尿布时的抗拒感。

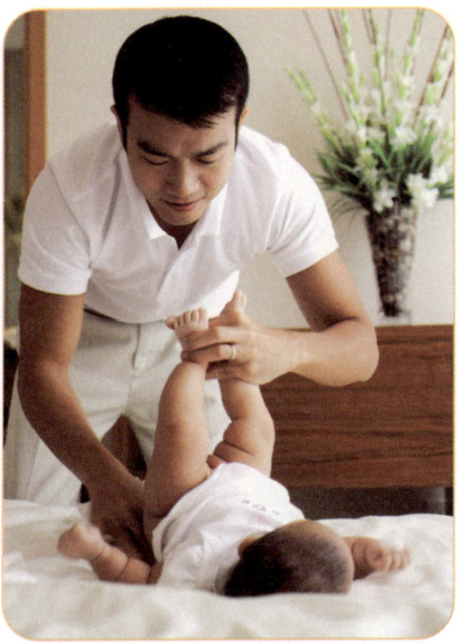

步骤：

①双手握住宝宝的脚踝并轻轻地揉捏，使宝宝逐渐放松下来。然后轻轻抬起宝宝的双腿，使宝宝的臀部离床。

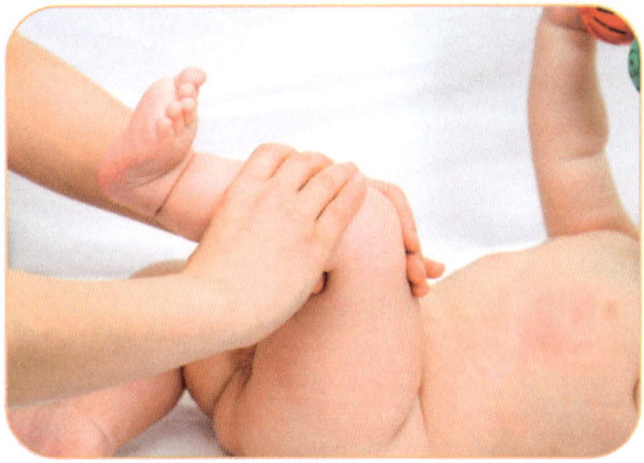

②保持上个动作，这时需要另一个人的配合。站在宝宝的头部方向，用双手托起宝宝的臀部并轻轻地抚摩，并用手指抓揉。

PART 3 宝宝各个阶段的按摩

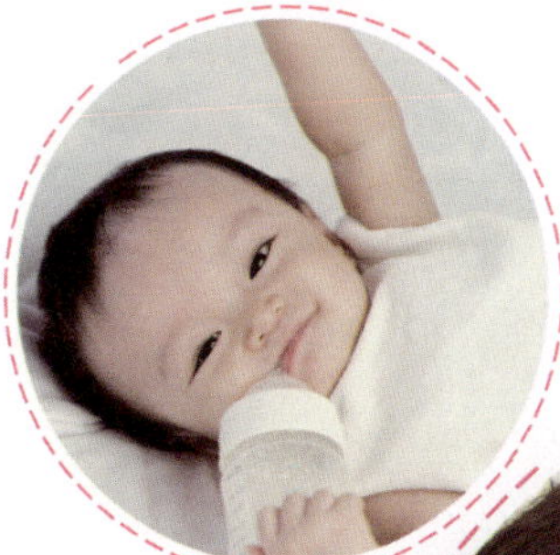

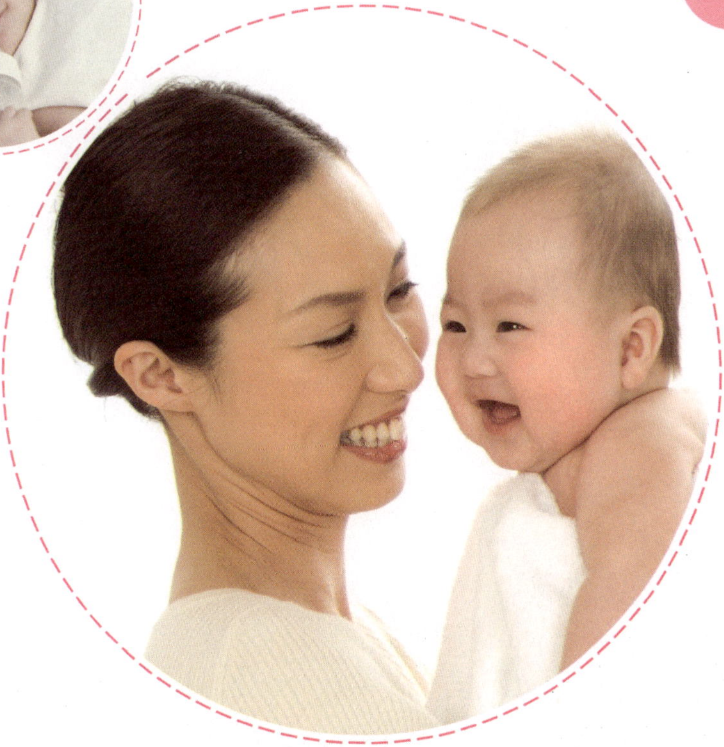

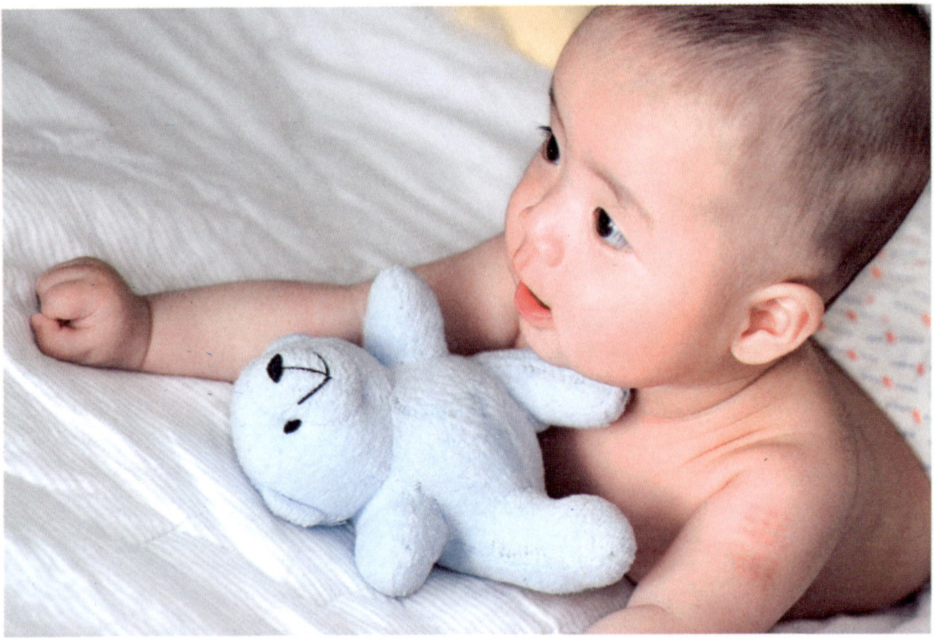

一、新生宝宝的抚触

对新生宝宝的抚触应当按照从头、面、胸、腹部到四肢、手、足、背部的顺序进行。每次抚触按摩的时间应该从 5 分钟开始，逐渐延长到 15—20 分钟，每日 1—2 次。

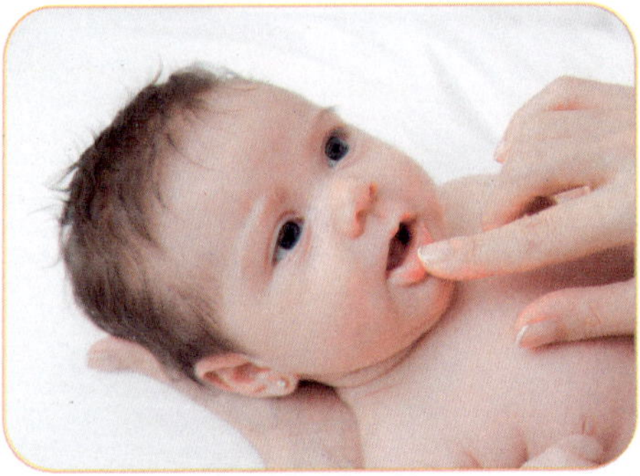

1 头部

①以双手拇指从额头中央向两侧滑动。

②以双手拇指从宝宝下颌部中央向两侧、上方滑动。

③以双手手掌从宝宝前额发际向上，并向后滑动，直至后下发际，止于两耳后乳突处，轻轻揉压。

2 胸部

以双手分别从宝宝胸部外下侧向对侧胸部的外上侧滑动。

3 腹部

①双手分别从宝宝腹部的右下侧经中上腹向左上腹滑动。

②以右手指腹从宝宝右上腹滑向

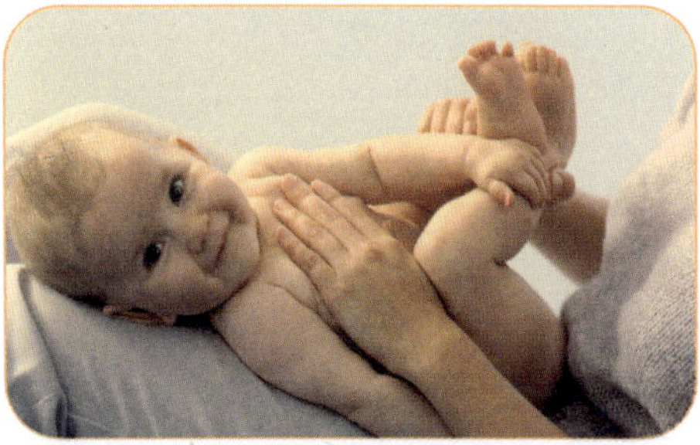

右下腹；再自右上腹经左上腹滑向左下腹；最后，从右下腹经右腹、右上腹朝左上腹滑向左下腹。

4 四肢

以双手抓宝宝的手腕，边挤边向上滑动，同时揉搓手臂部的大肌肉群；按摩下肢时手法相同。

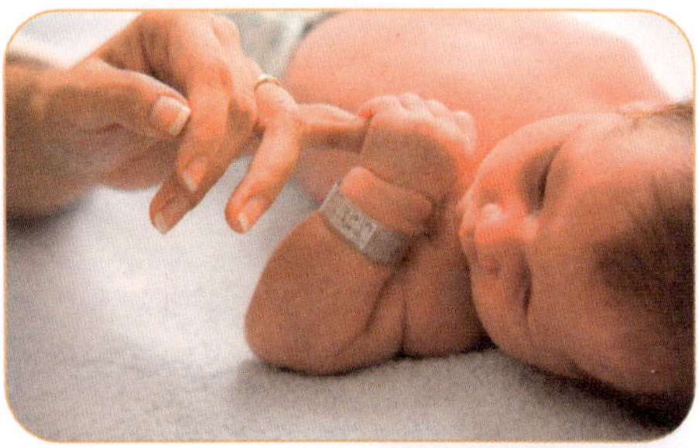

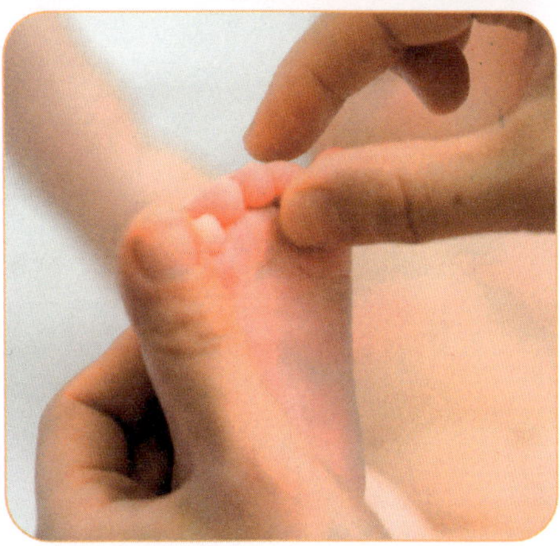

5 手足

以双手手指指腹从宝宝的手掌跟依次推向手指跟，然后提捏每个手指关节；按摩脚时手法相同。

6 背部

帮宝宝俯卧在床上，以两手掌分别从脊柱两侧由中央向两边滑动按摩。

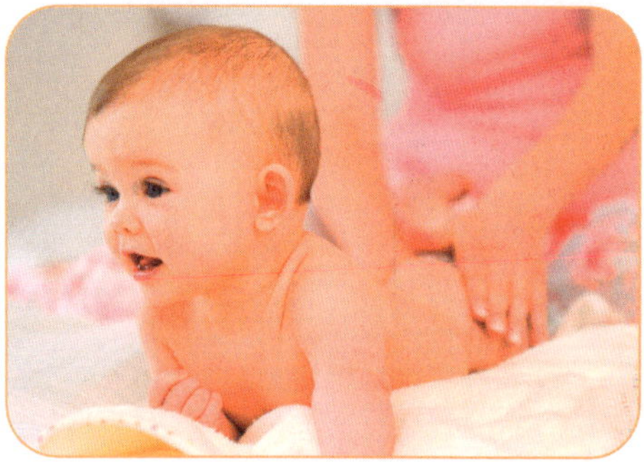

7 脚底按摩

脚底按摩是非常适合宝宝，也很受宝宝喜爱的一种按摩方法。当妈妈把宝宝抱在怀里时，只要宝宝不抗拒，就可以揉揉宝宝的小脚，为他按摩。

按摩步骤：

①妈妈将双手搓热，轻轻握住宝宝的小脚，将掌心的热度传达给宝宝。

②用拇指指腹从脚趾向下经过脚掌到脚跟按揉宝宝的脚底，可以用一只拇指，也可以用双手拇指交替按压，并逐渐加大力度。

③妈妈用左手轻轻握住宝宝的脚，然后用右手的拇指、食指轻轻按揉

宝宝的脚趾端。随后用双手拇指分推法按摩宝宝的脚背。反复几次后用拇指旋转推揉宝宝的脚踝，可以反复几次。

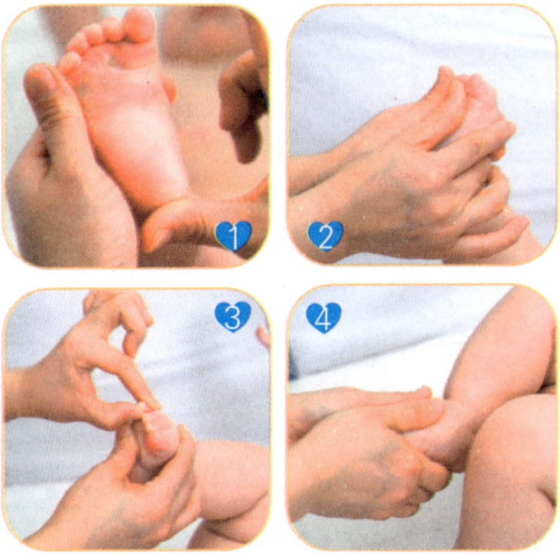

贴心话

按摩时，要根据宝宝的反应来改变力度与按摩的速度。

二、三个月以上宝宝的按摩

宝宝成长到三个月，已经能够渐渐理解爸爸妈妈的话了，睡眠时间也渐渐缩短，喜欢跟父母玩耍，喜欢爸爸妈妈看着自己的眼睛与自己说话，喜欢夸张的面部表情和声音。父母通过抚触按摩，除了能够帮助宝宝保持身体健康，还能与宝宝建立亲密的关系，增加父母的自信与成就感。

在为宝宝进行抚触按摩的时候，父母可以参考本书介绍的方法步骤，但并不一定要按部就班地执行，应该根据宝宝的需求，注意观察宝宝的表情和姿势等信息，具体地调整按摩时间和手法。

1 按摩宝宝的面部

宝宝的脸上总是带着纯真而甜美的表情，还没有学会说话的宝宝的所有喜怒哀乐全都表现在脸上，父母由此可以了解宝宝的需要和情绪。和成人一样，宝宝用眼睛看、用鼻子闻、用耳朵听，也用嘴巴来表达。所以脸部是非常重要的部位，脸部按摩可以起到放松宝宝由于长时间吸奶而紧张的肌肉的作用，还能缓解长牙的疼痛，甚至

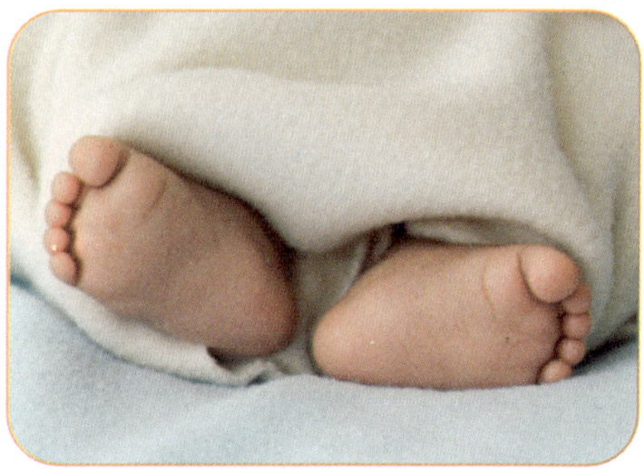

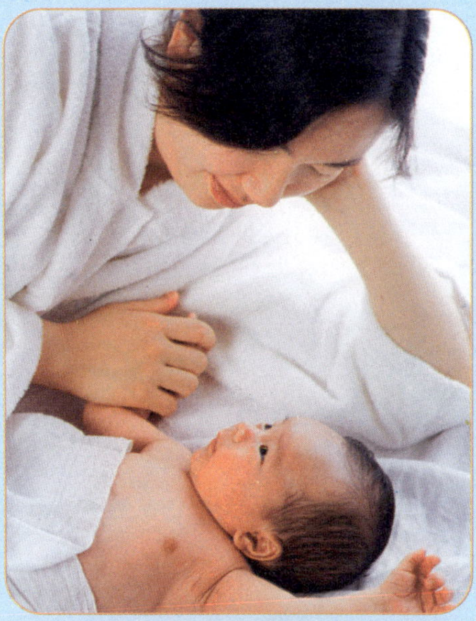

可疏通感冒时堵塞的鼻子。

不过，在为宝宝做脸部抚触按摩的时候有几点需要注意。首先，由于宝宝的脸部肌肤比较娇嫩，所以不宜使用任何按摩油，手法也要尽量轻柔和缓。其次，在进行按摩之前，一定要得到宝宝的同意，在宝宝表示不愿意的时候，不要强行按摩，以免引起他的反感，造成反效果。

具体步骤

功效：能够促进宝宝的面部血液循环，减轻他的不安感，使宝宝感觉愉快，还能起到提高视力、智力、免疫力的作用。

准备活动：

妈妈先将双手搓热，轻轻覆在宝宝的脸上。可以反复多次，以达到更好的效果。

按摩步骤：

①双手放在宝宝的脸颊上，向下抚摩宝宝的脸，反复多次后，用双手食指和中指从额头中央分推至两侧，再回到额头中央。

②用一只手的拇指、食指从额头中央顺着鼻梁方向向下滑至鼻尖，再分滑至鼻翼两侧，然后捏住鼻腔后迅速松开，可以重复3次。

③张开虎口，将拇指水平放置于宝宝的眉弓处，其余四指轻轻放在宝宝的头部两侧。以拇指水平地向两侧推摩宝宝的眉毛，可以反复几次。

④用双手食指指腹同时在宝宝眼眶周围轻轻地画椭圆，当手指画到眼眶下侧时可以顺势在脸颊上画圆，直到下巴位置。

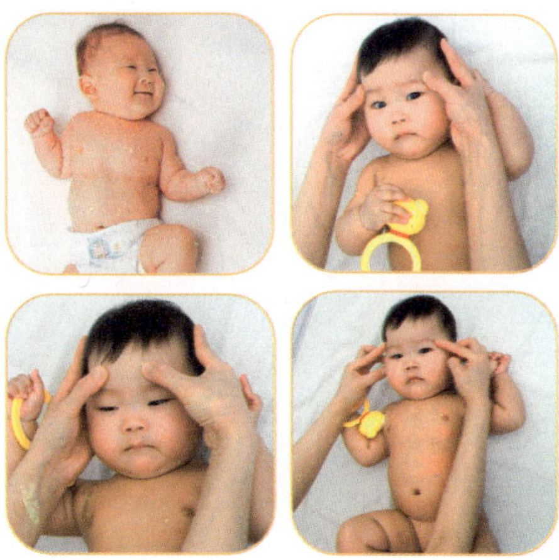

贴心话

在进行面部抚触按摩时，应当采用画圈、轻度按压以及抚摩的方式，力度一定要轻柔缓和，这样才能让宝宝感到舒适。还要注意的是，在整个抚触按摩的过程中，妈妈都要保持微笑，并与宝宝有适当的交流，这样可以使宝宝保持愉快的心情。

拇指分推式

妈妈坐好，让宝宝面朝自己坐在腿上。用双手拇指指腹轻轻置于宝宝的眉心处，然后向眉梢两侧缓慢推滑。可以重复数次。

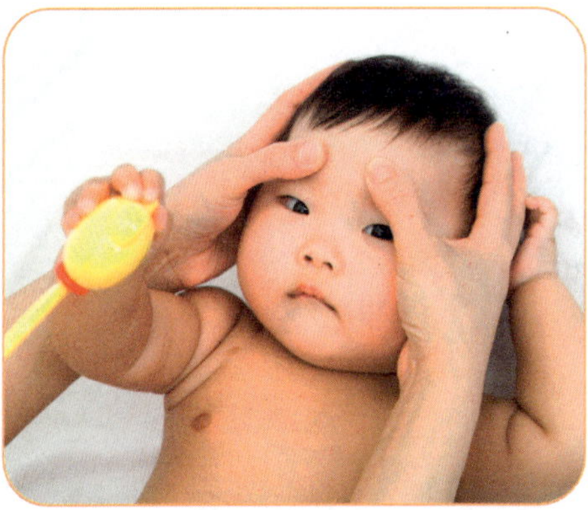

拇指、食指旋推式

妈妈用双手的拇、食指指腹，轻轻放在宝宝的脸颊上，旋转推抹数次。由于这种手法的刺激性比较大，可以先采用拇指按压法，再依据宝宝的反应进行下一步按摩。

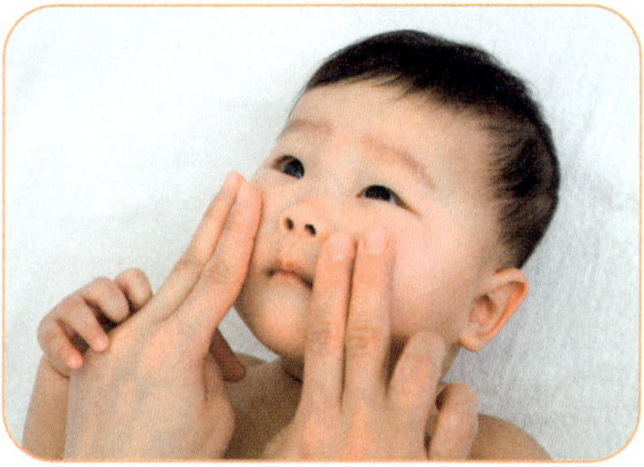

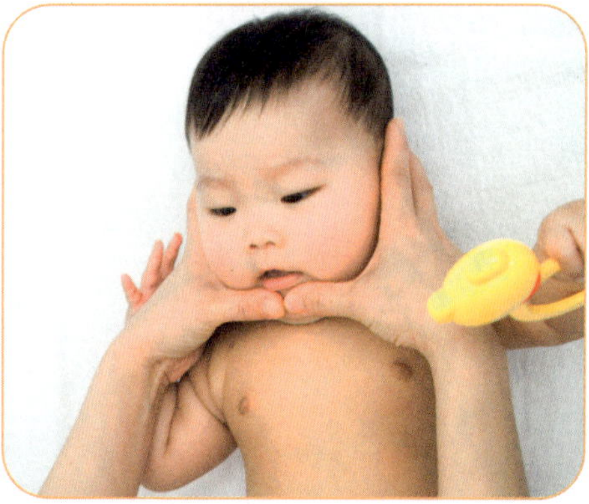

拇指点按式

妈妈用双手拇指指腹轻轻由中央向两侧按压宝宝的牙龈。顺序应当是先按上牙龈，再按下牙龈，也可以重复数次，能够有效缓解由长牙带来的疼痛。

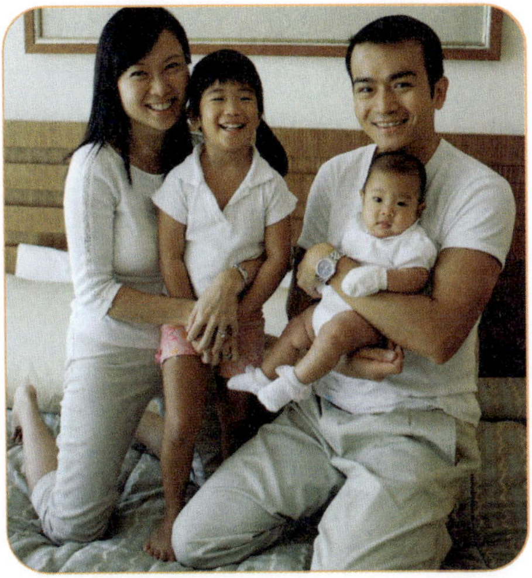

按摩宝宝的胸部

我们都知道，人在数日不进食的情况下,仍然可以存活,但是假如短短3分钟没有呼吸,就会给神经系统带来极大的损害。这一点对于身体脆弱的宝宝来说,更是如此。胸部是一个非常重要的部位，心脏和肺这两个与呼吸密切相关的器官就是在肋骨的保护下,在这里保持运转。胸部起着将人体各种感觉集中、扩大以及转换的重要作用，也是将人机体各项功能整合在一起的重要器官。由此可见,父母应当重视宝宝胸部的按摩。

宝宝的胸部是一个十分敏感和脆弱的部位，父母按摩的手法应当尽量轻柔,同时也一样要关注宝宝的反应,并注重与宝宝的交流，使宝宝在接受按摩的时候保持愉快的心情。

具体步骤

功效：具有帮助宝宝增强呼吸循环、心肺功能的作用。

准备活动：

①妈妈将双手搓热，然后轻轻放在宝宝的胸部,并缓慢地推抹到腹部,可以重复多次。

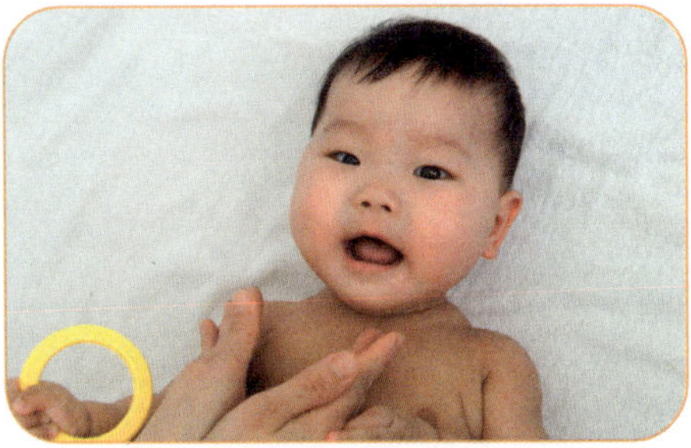

②将手掌放在宝宝的腋窝处,然后用双手拇指指腹缓慢而轻柔地向下推至肋骨处,也可以重复多次。

按摩步骤：

①妈妈先活动手腕使双手放松，然后让宝宝平躺在床上，将手掌根部放在宝宝上腹部的位置，围绕他的胸廓向外、向上抚摩至双肩,然后再返回上腹部,可以重复6—10次。

②以两手手指指腹在宝宝的胸部不规则地画圈，应注意尽量避开敏感的乳头部位。然后将手指沿着肋骨的方向轻柔地向两侧滑动，随后从肋骨的中间部位向上滑回胸部中央。

③将双手放置于宝宝下胸廓的位

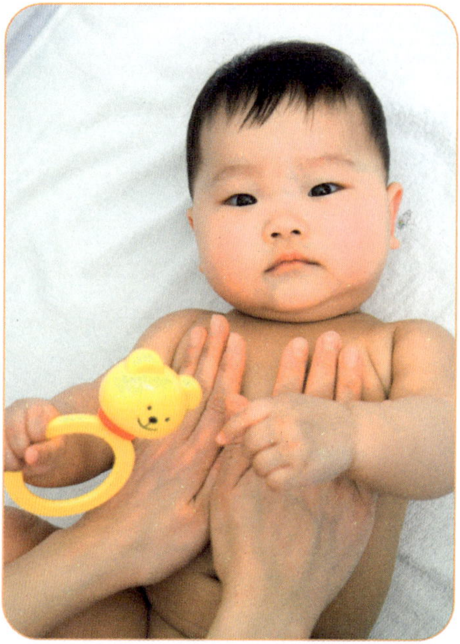

置，顺着肋骨的轮廓向左右两边轻轻推压，再沿着波浪路线推回胸部中央。

④最后，将手掌弯成铲子状，从宝宝胸部的顶端向两侧轻轻拍打 20 秒。

贴心话

如果在柔软的床上进行抚触按摩可能会减小按摩对宝宝胸腔的压力，降低原有的功效。所以在给宝宝胸部做抚触的时候，应当选择相对硬一些的床，以增强效果。

平划式

让宝宝平躺在床上，妈妈将双手手掌平放在宝宝的胸部，缓和地以心形划过宝宝的胸部，妈妈可以感觉到自己的手掌滑过了宝宝的肋骨。注意按摩的时候力度要轻柔且均匀，不要给宝宝施加过大的压力。

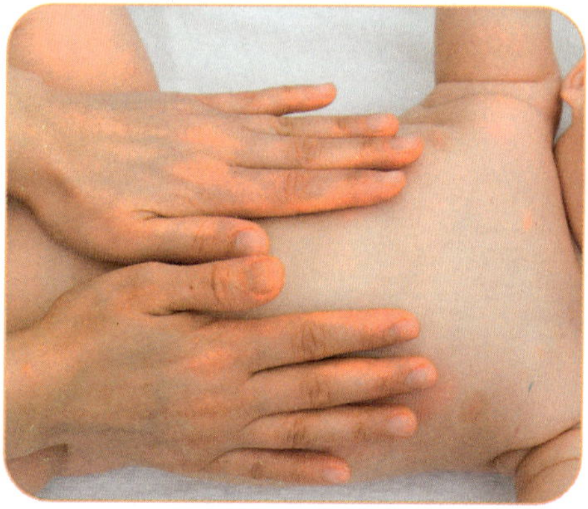

蝴蝶式

妈妈将双手手掌轻轻置于宝宝的两侧肋骨下方，用右手手掌缓慢推至宝宝的左上肩，同时轻揉宝宝的肩膀，再以左手同样沿对角线推至宝宝右肩，双手交替做这个动作，可以重复数次。

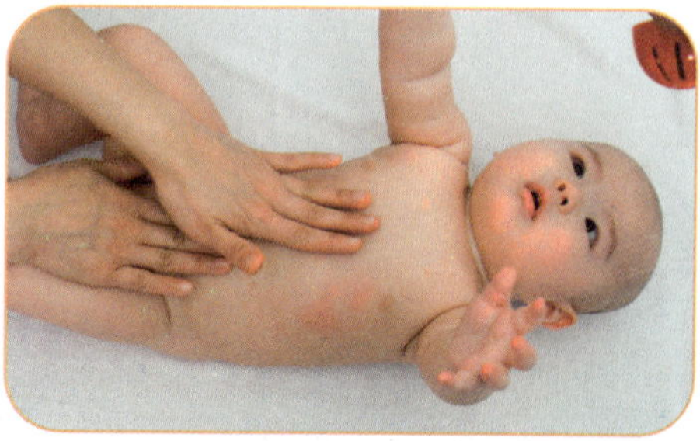

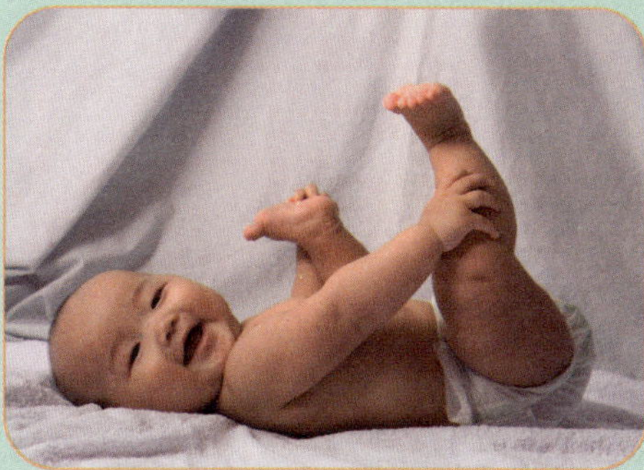

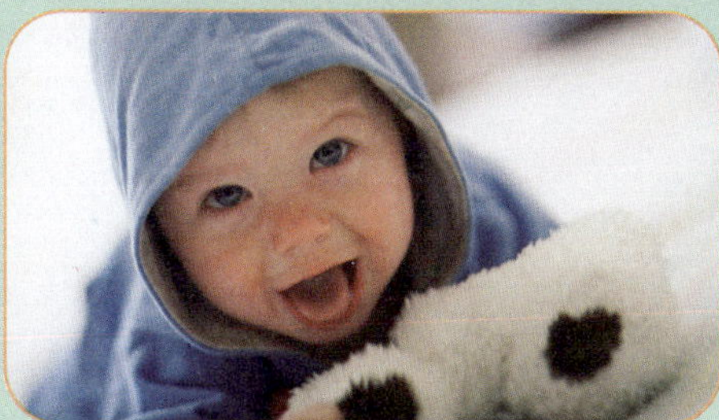

3 按摩宝宝的腹部

腹部对于妈妈和宝宝来说，都是一个非常特别的部位。宝宝出生前，就是依靠脐带与妈妈保持联系，得到妈妈输送给自己的营养。而当宝宝出生后，宝宝依然要依靠腹部自行吸收和消化食物，维持自己生命并慢慢成长。对消化系统还没有发育完全的宝宝来说，肠胃要保持全天候的运作，并发挥应有的作用，并不是一件简单的事情。所以腹部的按摩变得非常重要。

腹部按摩具有健胃整肠的功效，能够保持宝宝消化系统的正常运转，并增强胃肠功能，从而对抗消化不良等疾病对宝宝带来的伤害。但是，宝宝的腹部很敏感，在为宝宝按摩腹部之前，可以事先用热水洗手或是搓热自己的双手，在宝宝腹部轻柔地抚摩，等宝宝适应以后再开始进行正规的抚触按摩。

具体步骤

功效：能够加速宝宝的胃肠蠕动，从而提高宝宝的消化吸收功能，并能改善胃肠生长痛的情况，减少患上胃肠不适症的概率。

准备活动：

①让宝宝的面朝前，妈妈用左手拦在宝宝胸前，并压住他的左臂，右手穿过宝宝两腿中间，并将手掌放置于宝宝的腹部，用这个动作将宝宝抱起。

②妈妈的身体微微前倾，让宝宝面朝下趴在妈妈的右手上，然后一边走一边轻柔地抚摩宝宝的腹部两侧，直到宝宝的情绪安稳下来。

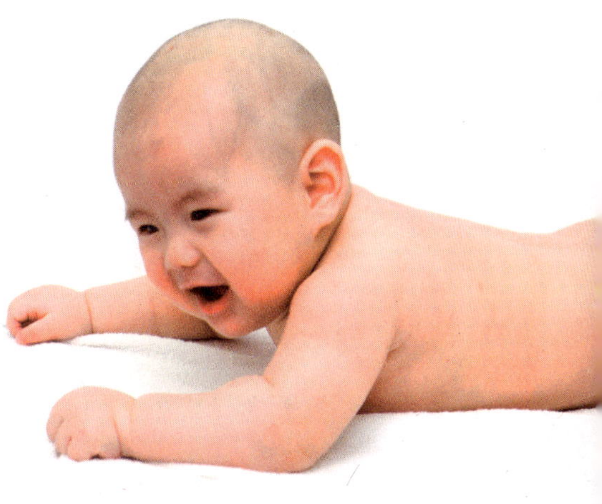

按摩步骤：

①让宝宝平躺在床上，妈妈将掌心置于宝宝的右上腹。指尖向左，以掌心为中心，按照顺时针方向轻摩宝宝的腹部。重复几次后，当右手指尖回到宝宝左下腹的时候，左手立刻做相同的动作，双手交替按摩3—4次。

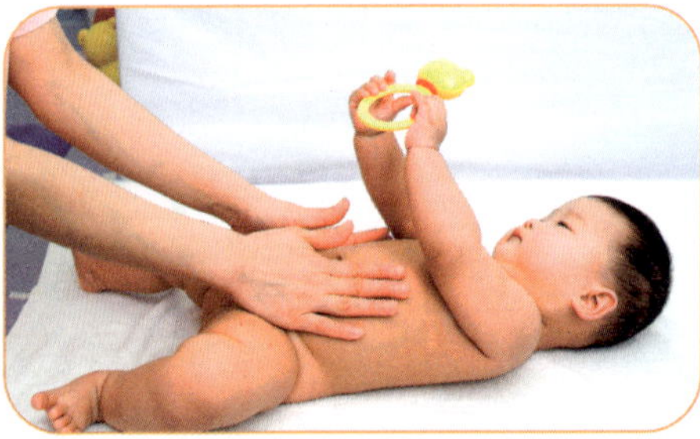

②将手弯成铲子状，并将空掌置于宝宝的肋骨下侧和髋部之间的腹部，从左侧向右侧缓缓拍打，但不要下压，可以反复几次。

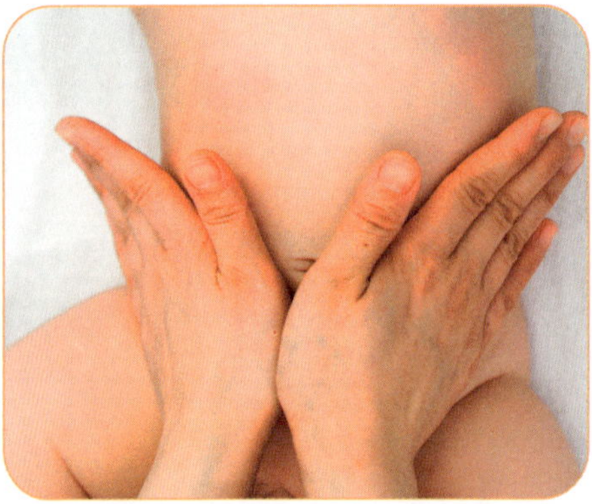

③妈妈将右手放在左手手背上，并置于宝宝的肚脐处，用手指的指腹在宝宝肚脐周围画圈。当手指经过肚脐与耻骨之间时，抬起手指并用手掌跟微微用力下压，也可重复这个动作几次。

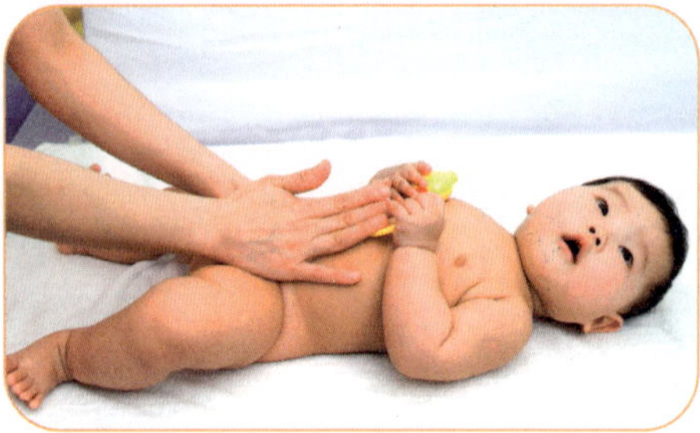

贴心话

在做画圈动作时，方向应当与肠道蠕动的方向保持一致，即顺时针方向。而且，给刚出生不久的宝宝做抚触按摩的时候应当尽量避开肚脐的位置，等脐带完全脱落以后再抚摩肚脐位置。

拇指分推式

让宝宝平躺在床上，妈妈将双手拇指指腹置于宝宝肚脐两侧，分别向两侧推按，可以反复多次。这个指法能够有效治疗宝宝腹部胀气或是便秘，注意施力的时候要轻缓。

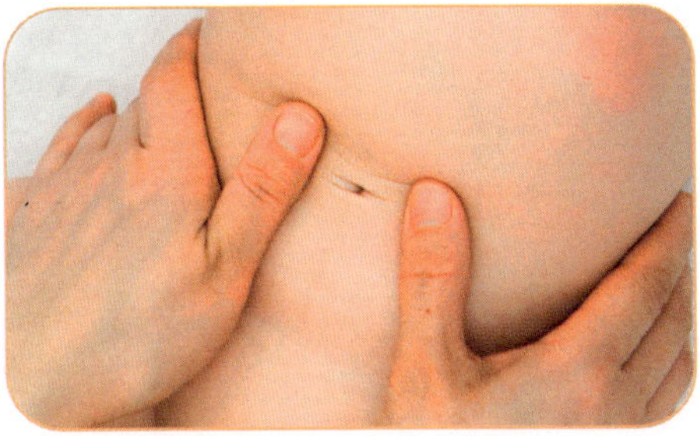

我爱你按摩法

宝宝保持仰卧的姿势，妈妈用右手手掌放置于宝宝的左上腹，向下擦滑，写出类似英文字母“I”的形状；然后将手掌置于宝宝右上腹，横向推滑至宝宝左上腹顺势而下到宝宝的左下腹，写出类似倒写的英文字母“L”的形状；最后用手掌由宝宝右下腹向上再滑至左下腹，写出类似倒过来的字母“U”的形状。

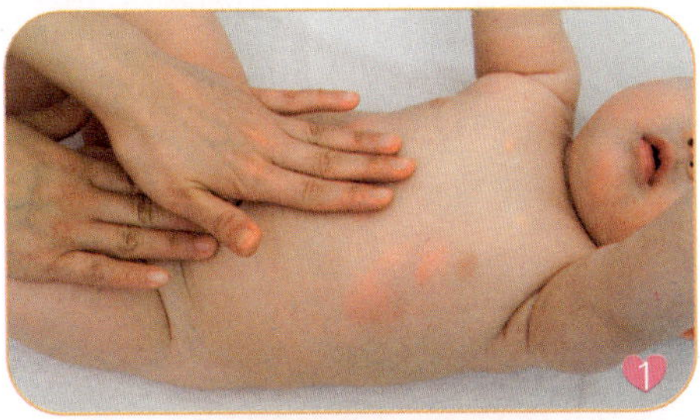

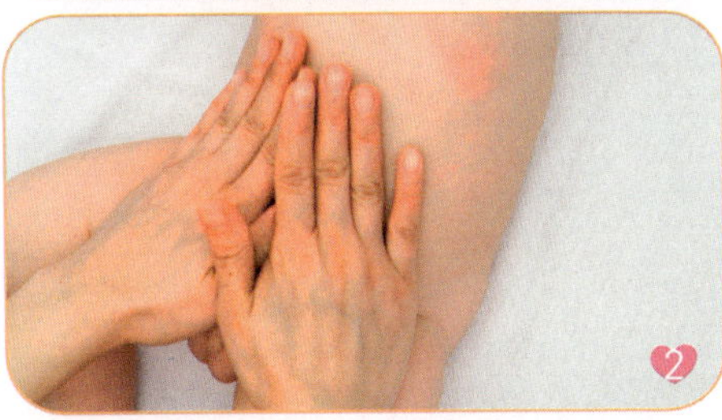

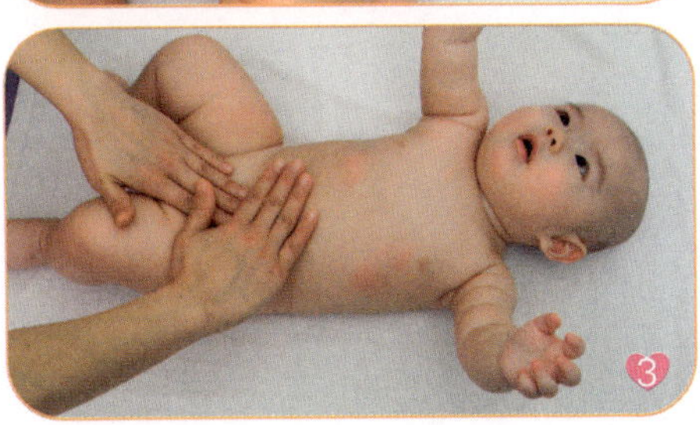

④按摩宝宝的背部

背部的中间是支撑整个身体的脊椎，向上与头部相连，向下与骨盆和腿骨相连。同时，脊椎也是中枢神经与周围神经系统汇集的重要部位，全身各处的神经都与脊椎相连接，因此脊椎是人体非常重要的部位。

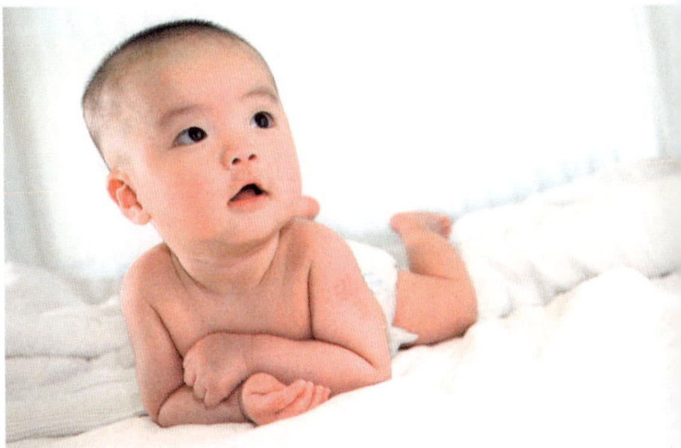

对于宝宝来说，脊椎的成熟标志了宝宝的成长进入了一个新的阶段。当宝宝长到3个月的时候，颈部已经成熟，宝宝开始学会抬头；当宝宝能够自己翻身或是坐起来的时候，也说明宝宝的消化器官发育成熟。正是颈椎的生长标志着宝宝的成长。

背部的按摩有助于增进背部肌肉的弹性、强化宝宝的脊椎、活络神经系统。在中医学理论中，背部按摩也有调理肠胃、预防感冒的作用。在为宝宝做背部的抚触按摩的时候，可以选用方便按摩背部的姿势，并选用手掌按摩法，同时始终保持一只手在宝宝背上。

具体步骤

功效：具有提高宝宝消化功能和免疫力的作用，同时促进宝宝的血液循环、内分泌，促进宝宝的骨骼发育。

准备活动：

①妈妈平躺在床上，让宝宝趴在自己的胸口，并用手掌在宝宝的背部抚摩，逗引宝宝抬头。

②妈妈将双手放在宝宝胸前，然后轻轻向后推宝宝的双肩，使宝宝的胸部和肩膀尽可能舒展，同时背部慢慢收紧。

③轻轻握住宝宝的两只手臂，并向后牵拉，再向前，重复3—4次。

按摩步骤：

①让宝宝趴在妈妈的大腿上，并用左手扶在宝宝的腹部，右手五指并拢置于宝宝的背部，轻柔地从宝宝的肩胛骨滑到腰部，反复数次。

②让宝宝俯卧在床上，妈妈双手交替着从宝宝的肩膀向下推至腰部，可以多反复几次，最后在臀部停顿。

③妈妈将双手虎口张开，拇指指腹放在宝宝脊椎两侧，其余四指并拢放在宝宝背部。以拇指力量带动其余四指在宝宝背部上下推摩。

④将双手弯成铲子状，用空掌由上向下轻轻拍打宝宝的肩膀、背部、腰部，持续20秒左右。

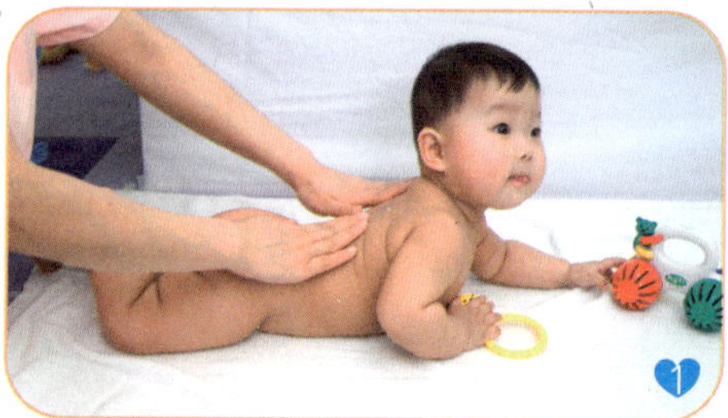

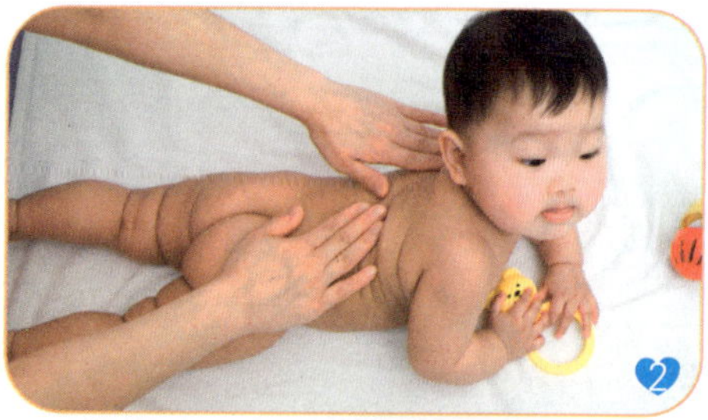

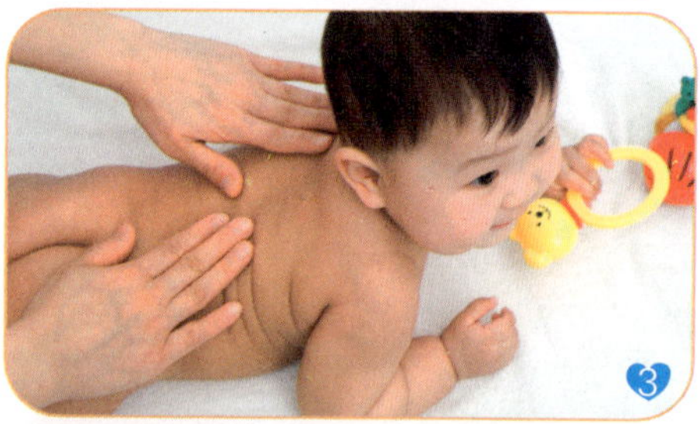

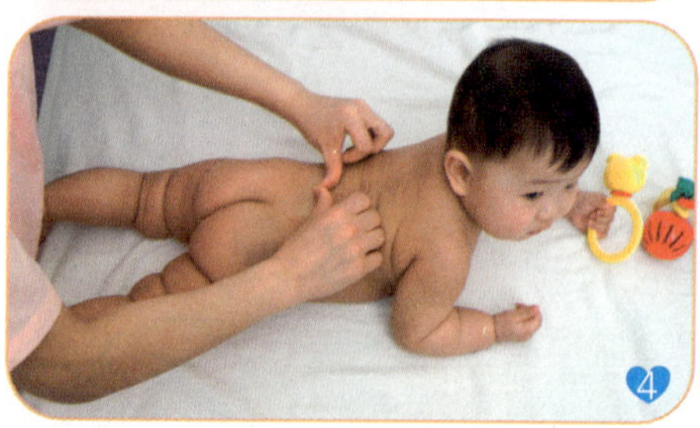

贴心话

给宝宝按摩背部时，最好不要用按压法，可以选择比较和缓的滑动或轻推的方式。

掌擦法

让宝宝俯卧在床上，妈妈用左手握住宝宝的两只脚踝，并微微向上提起，用右手从宝宝的颈部一直向下滑按到宝宝的脚踝，手法要轻柔。可以重复数次。

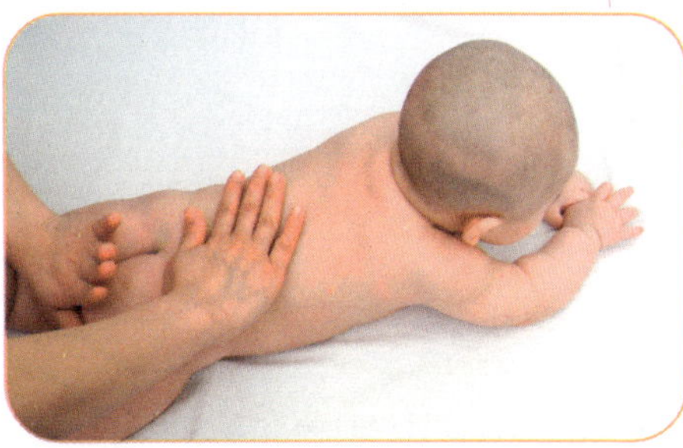

旋推法

宝宝保持俯卧姿势，妈妈五指并拢，双手交叠，以手指指腹由宝宝的右肩胛按照顺时针方向向下旋推至右下背部，横滑过脊椎，再由宝宝的左下背向上旋推至左肩胛。可以反复数次，按

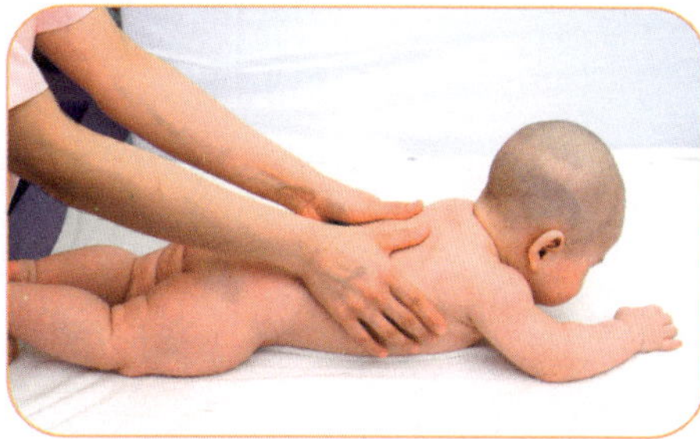

摩时力度要轻柔而且均匀，如果宝宝感到不适，可以换为单手旋推法。

5 按摩宝宝的臀部

在宝宝学会坐以后，臀部的按摩显得尤为重要。臀部在宝宝的身体上起着连接下半背部的作用，经常性的臀部按摩能够增加臀部肌肉弹性。待宝宝学习站立与行走时，适当的臀部按摩还能够帮宝宝的骨盆放松，与腿

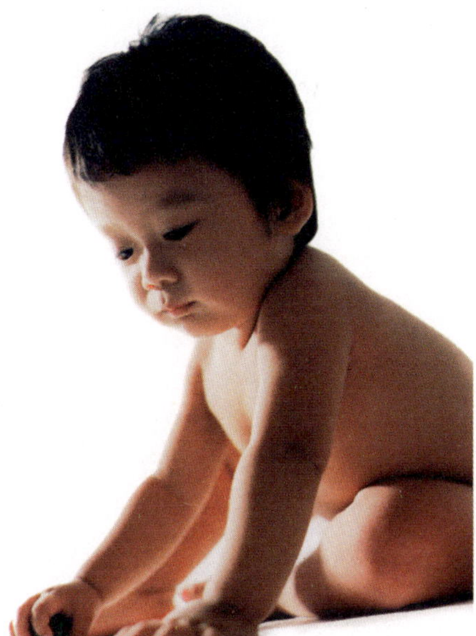

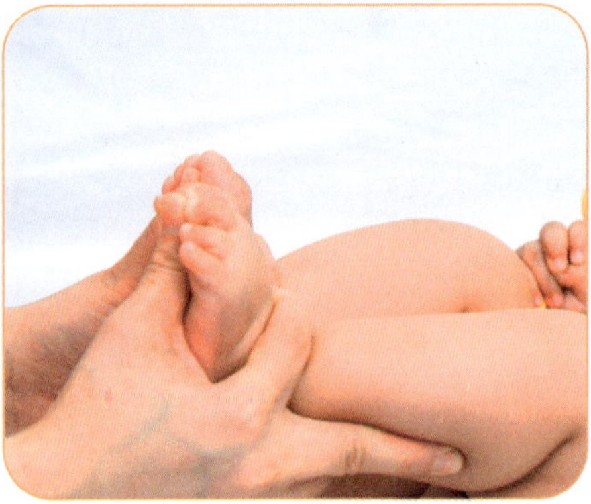

和脚协调地连接，让宝宝更快更好地学会走路。因为背部与臀部紧紧相连，所以一般在为宝宝做完背部按摩后，紧接着就会做臀部按摩。

具体步骤

功效：加强臀部肌肉耐力，促进骨盆区域的血液循环，同时能够起到促进生殖器官发育的辅助作用。

准备活动：

让宝宝平躺在床上，妈妈用手握住宝宝的脚踝，然后轻轻提起并向宝宝胸前靠近，再慢慢放下，逐渐帮助宝宝放松臀部肌肉。

妈妈握住宝宝的脚，帮助宝宝的脚掌相对，并使宝宝的膝盖向外侧弯曲，保持 20 秒左右。

按摩步骤：

①让宝宝仰卧在床上，妈妈用右手将宝宝的左脚提起，同时靠近他的肚脐的部位，并用左手轻轻抚摩宝宝的左侧臀部，持续 30 秒钟；松开宝宝左脚，换另一侧重复上述动作。

②将宝宝的双脚脚掌相对贴在一起，妈妈用左手拉起宝宝的双脚，并向腹部推近，右手五指并拢在宝宝的臀部向上下左右四个方向推揉，可以重复几次。

③让宝宝俯卧在床上，妈妈用拇、食指、中指指腹轻轻揉捏宝宝的臀部肌肉，随后将五指分开，手掌平置于宝宝的臀部，双手沿着臀部轮廓呈扇形向两侧抚摩。

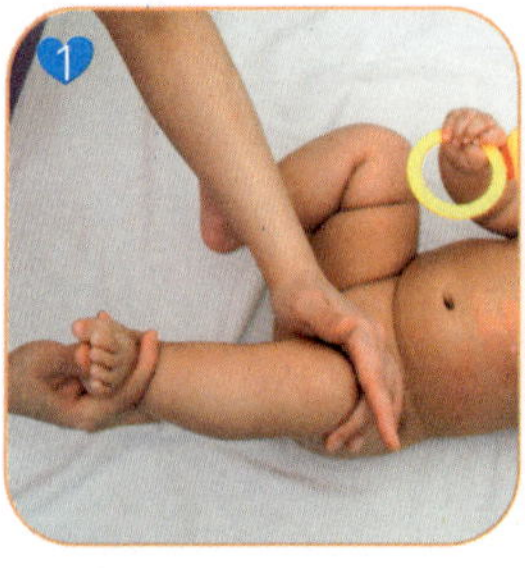

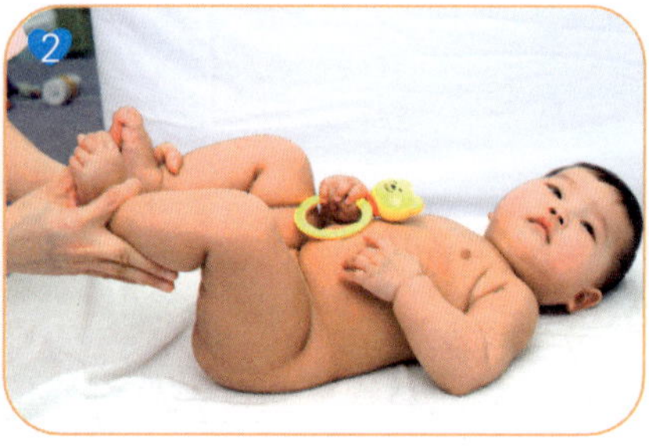

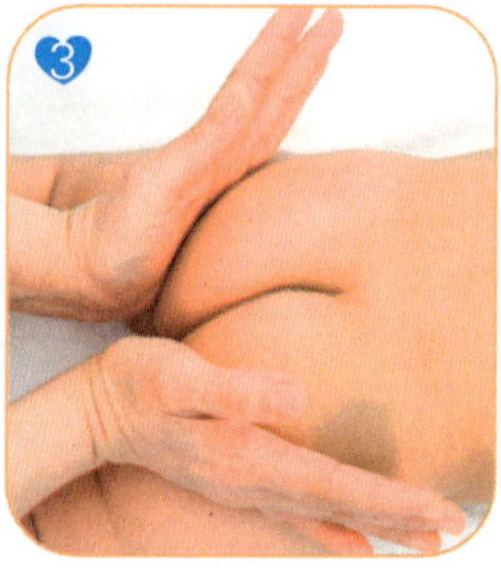

贴心话

当宝宝的臀部长了湿疹、热痱的时候，为宝宝做臀部抚触按摩时应当尽量避开这些部位，用手指指腹代替手掌，为宝宝按摩。

手掌擦按式

宝宝俯卧在床上，妈妈将左手手掌置于宝宝臀部，起固定作用，用右手手掌从宝宝的颈部向下滑推直到臀部与左手相会，可以重复这个动作数次。

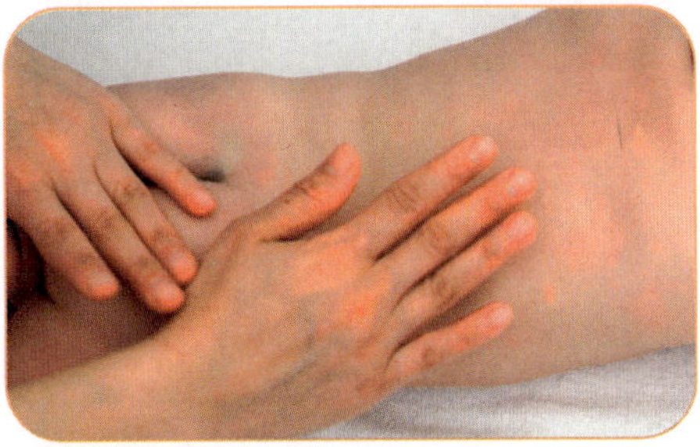

旋推法

宝宝保持俯卧的姿势，妈妈用双手食指、中指指腹在宝宝左右臀部同时画“8”字形按揉，可以重复多次。

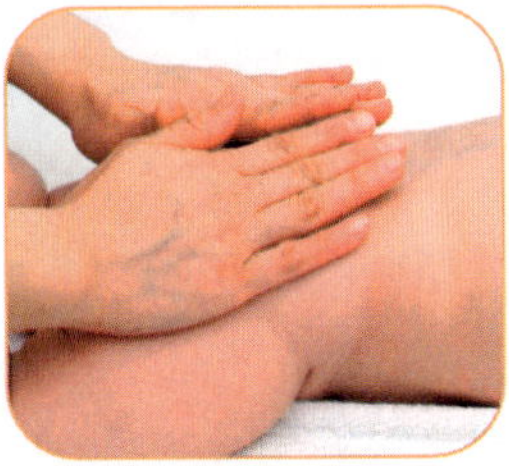

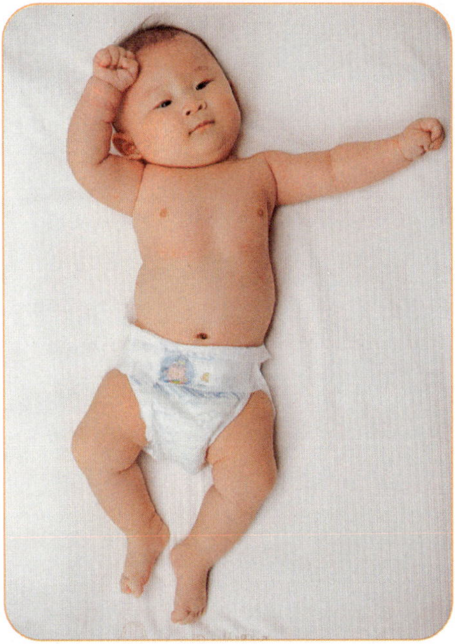

6 按摩宝宝的手臂

手臂的功能代表着宝宝的行动能力，在宝宝的成长过程中，无论是翻身、爬行还是学会自己进食，都与手臂有着不可分割的关系。同时，在宝宝还没有学会说话的时候，手臂也能够表达宝宝的情绪与需求。也有专家认为，宝宝的双手是他们智慧的源泉，他们探索这个世界首先就是从手臂开始。

因此，手臂的按摩虽然简单，但是也非常重要，它能使宝宝拥有一双强健、发育良好的手臂。在中医学小儿推拿中，宝宝手臂部分的按摩也是非常重要的，因为大多与脏器相关的经穴都在手臂上。

具体步骤

功效：具有提高宝宝的睡眠质量和心脏功能的作用。

准备活动：

①让宝宝躺在床上，妈妈轻轻握住宝宝的双手，将手臂向两侧伸展，再回到胸前使双臂交叉，左臂在上。再重复动作，使右臂在上，双手交替，重复这个动作数次。

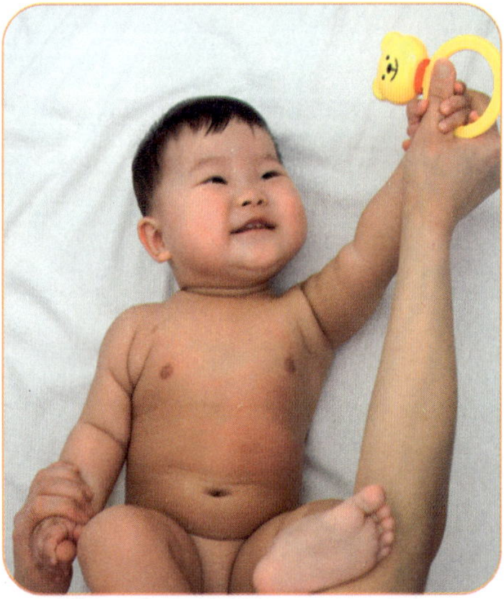

②妈妈将双手置于宝宝肩膀上，轻柔地抚摩至手指。

具体步骤

①使宝宝仰卧在床上，妈妈将双手放置于宝宝的锁骨上，并沿着锁骨方向轻柔地滑动到双肩顶部，随后继续向下滑动抚摩双臂外侧，同时轻压宝宝的手臂使其与他的身体平行，最

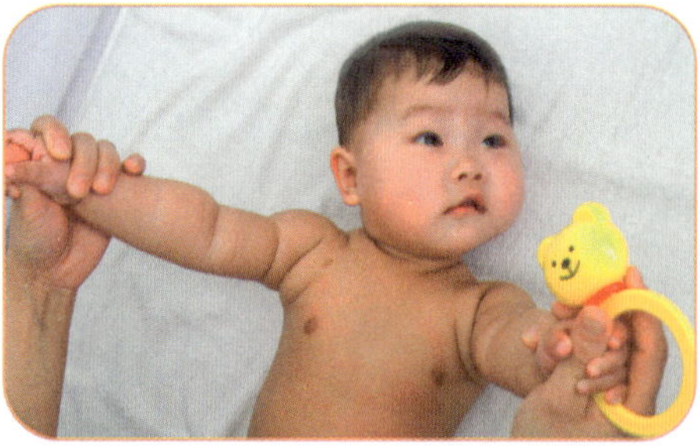

后再滑回锁骨位置。可反复动作数次。

②妈妈用一只手握宝宝手腕，另一只手虎口张开握宝宝手臂，从手臂顶端轻轻挤握手臂直到手腕处。换另一侧重复相同动作。

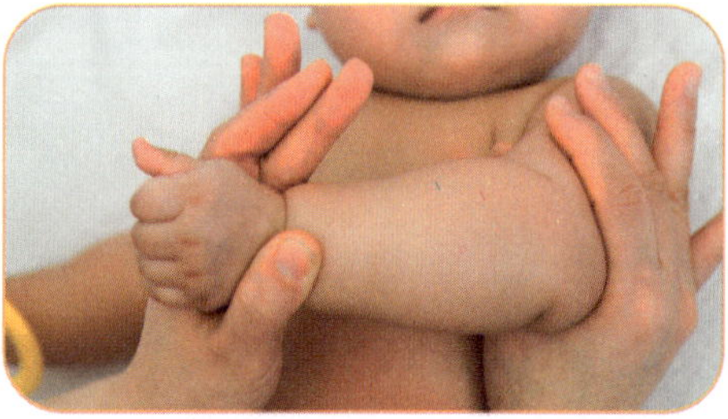

贴心话

为宝宝做肩部和手臂的抚触和按摩时，如果宝宝的手一直乱动，不要强行阻止他的活动，而是要顺着宝宝的动作轻柔地按摩。要注意按摩时力度不要过于集中，应当将五指张开，使力量均匀地分布在手臂上。

腋下平推式

让宝宝坐在自己的腿上，抬起宝宝的一侧手臂，用另一只手的拇指指腹平推腋下到腰部的皮肤，然后换另一侧重复相同动作。

揉搓式

让宝宝仰卧在床上，妈妈双手手掌相对夹住宝宝的一只手臂，从上往下揉搓。可以重复多次。

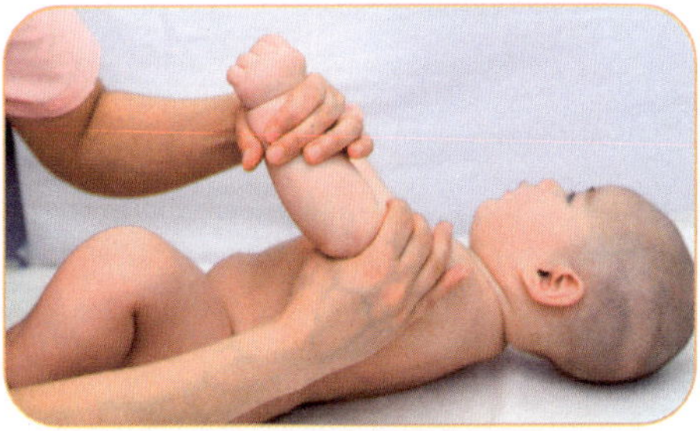

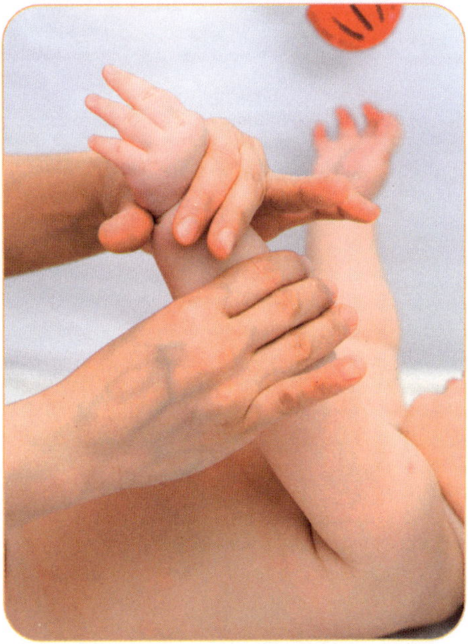

7 按摩宝宝的小手

具体步骤

功效：能够增强内脏功能，同时有助于宝宝集中精神，提高智力。

准备活动：

①妈妈可以先将宝宝的手掌摊开，放到手心里轻轻揉搓 20 秒左右，再用拇、食指抚摩宝宝的手背、手掌以及手指，然后轻轻拉扯每根手指。

②用手掌横擦宝宝的手背和手掌，然后轻轻抖动手腕，帮助宝宝放松。

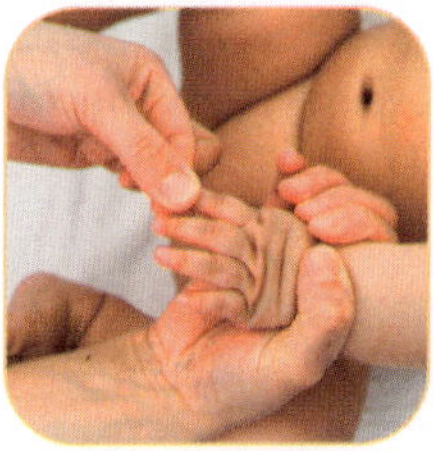

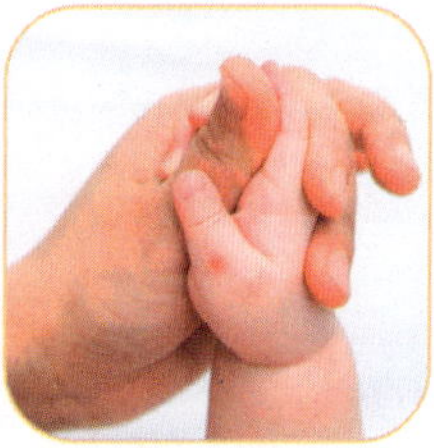

按摩步骤：

①在宝宝的手心涂一层润肤油，然后妈妈用手指的指腹或指甲帮宝宝梳理掌心。按照由上到下、从左到右的顺序，最后再以顺时针和逆时针方向分别梳理 1 圈。

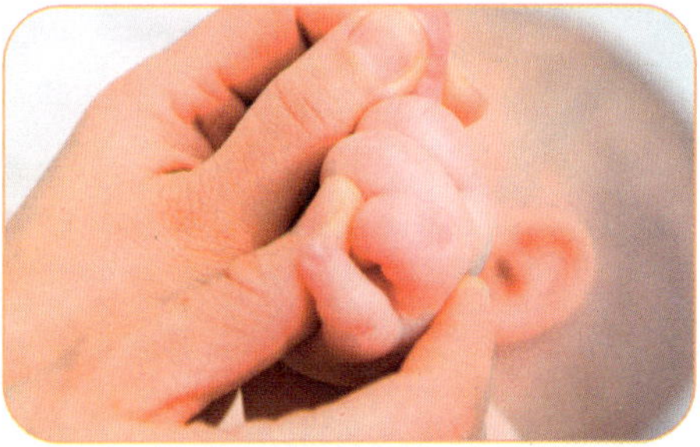

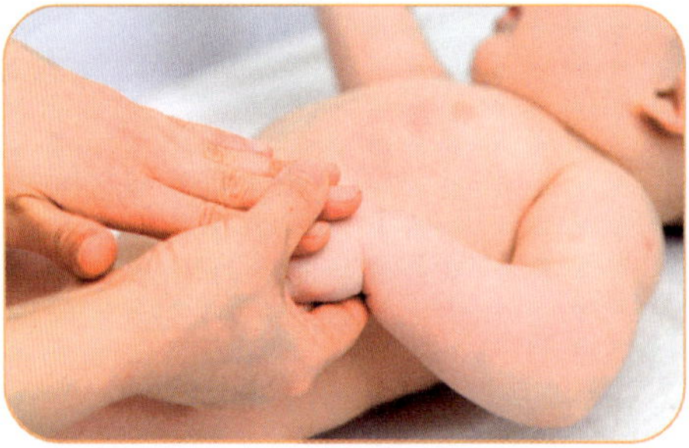

②将宝宝的手心朝下，妈妈用食指、中指夹住宝宝的手腕，然后以拇指指腹水平置于宝宝的手背上，并向指尖方向推动。

③妈妈用拇、食指和中指指腹轻握宝宝的手指，从指根到指尖旋转着揉捏每个手指，最后快速地轻弹宝宝的指尖。

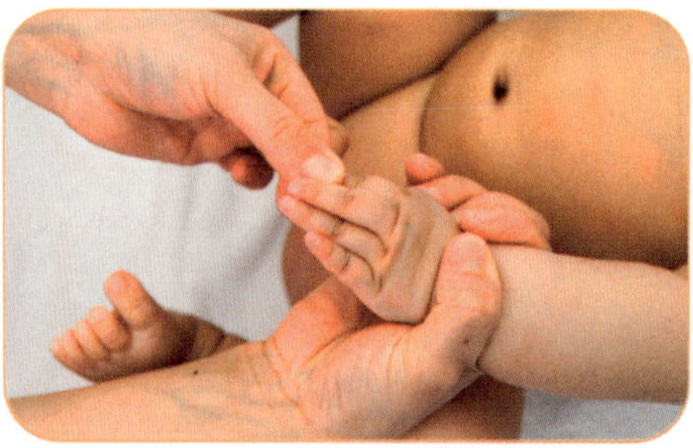

手腕旋推式

妈妈用双手握住宝宝的手，以两

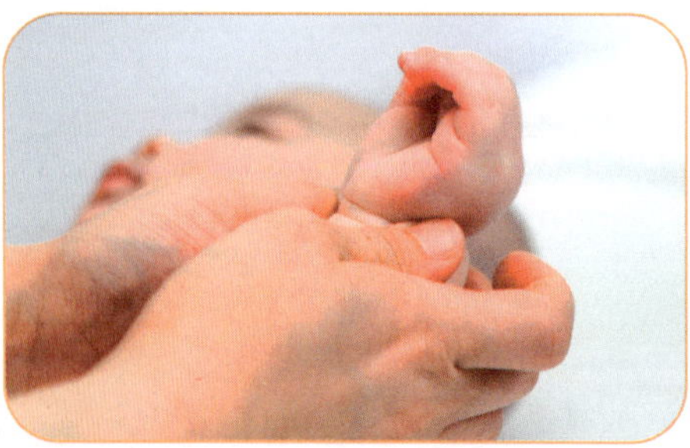

手拇指指腹分别置于宝宝的手腕两侧，以旋推的手法轻轻为宝宝按摩。

手背揉擦式

妈妈用一只手托住宝宝的手掌，然后以另一只手轻轻地揉擦宝宝的手臂，两手交替按摩，可以重复多次。

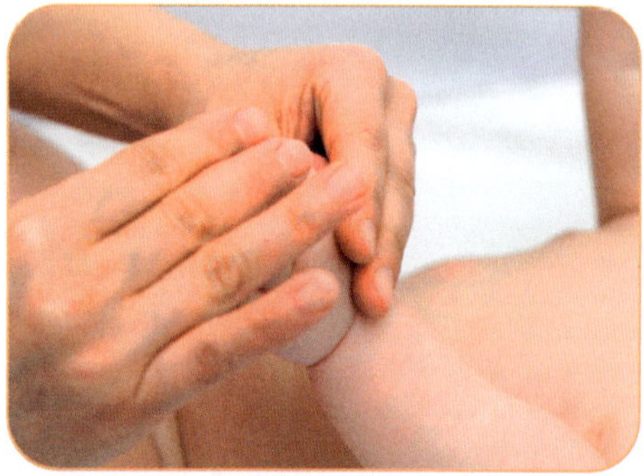

8 按摩宝宝的腿部

宝宝出生 3—4 个月以后，腿部的动作开始逐渐丰富起来，宝宝经常会不断地踢腿。腿和脚对于宝宝来说是非常重要的部位，因为它支撑着宝宝整个身体的行走和运动。给宝宝做腿部的抚触按摩，能够有效地促进全身血液循环，使全身的气血通畅，也能够让宝宝腿部肌肉更有弹性，从而使双腿更加健壮。适当的腿部与脚部按摩能够帮助宝宝更快地学会站立和行走。

大腿按摩的具体步骤

功效：具有增强宝宝御寒能力，调节肝脏功能的作用，同时还能够促进

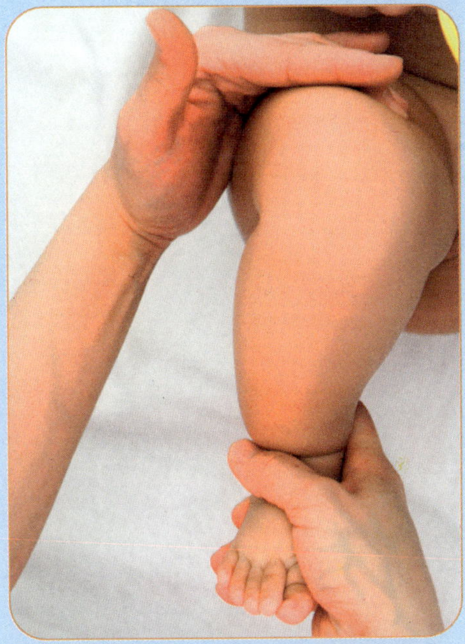

宝宝生殖器官的发育。

准备活动：

让宝宝平躺在床上，妈妈站在宝宝的头部方向，双手轻轻握住宝宝的膝盖，然后将他的双腿慢慢抬起，直到与身体垂直，停顿片刻后恢复。可以重复这个动作数次。

按摩步骤：

①让宝宝平躺在床上，妈妈的双手贴在宝宝一条腿的内外两侧，交替着从宝宝的大腿向下轻缓地平推至膝盖，重复这个动作数次。然后换另一条腿以一样的动作按摩。

②让宝宝侧卧在床上，一个人扶住宝宝，另一个人用双手的拇、食指和中指同时揉捏宝宝的大腿外侧肌肉，揉捏幅度不宜过大，尽量使宝宝的大腿外侧均匀受力。然后换另一条腿以一样的动作按摩。

③让宝宝俯卧在床上，妈妈以左手轻轻握住宝宝的脚踝并略微抬高，然后以右手手腕横纹处从宝宝的臀部下方以画圈的方式抚摩至膝盖窝，然后换另一条腿重复相同的动作。可以反复多次。

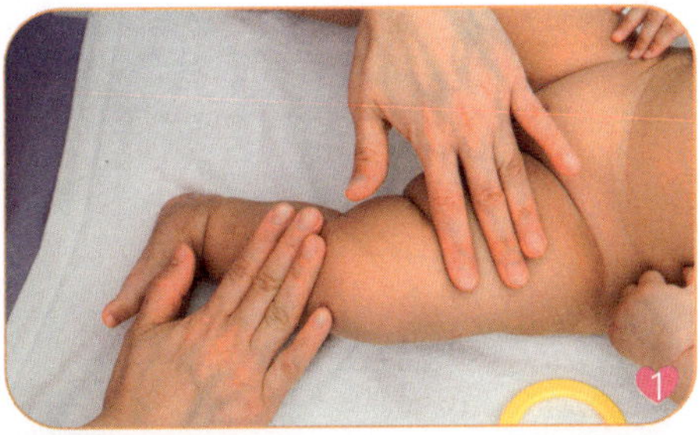

1

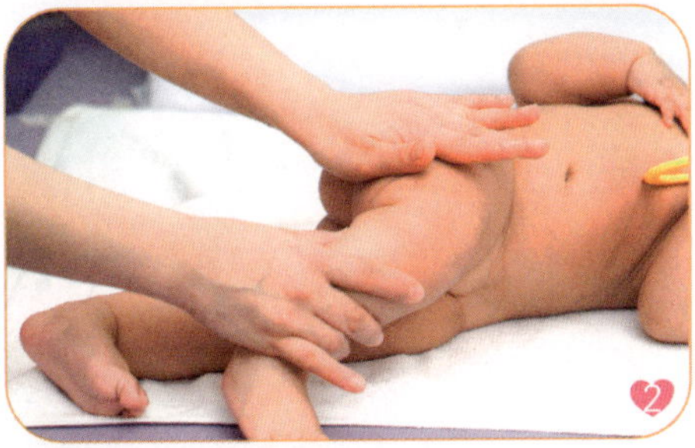

2

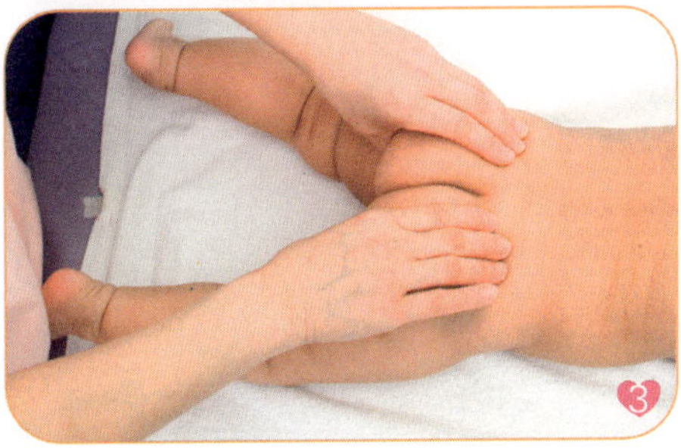

3

贴心话

冬天寒冷的时候寒气大多会凝结在大腿外侧，导致体温下降，使胆经堵塞。通常情况下，大腿外侧是给宝宝做抚触按摩时比较容易忽略的部位，妈妈们一定要重视大腿外侧的按摩，以提高宝宝的御寒能力。

小腿按摩的具体步骤

功效：具有增强宝宝免疫力、促进血液循环的作用，同时还能够促进宝宝的骨骼发育。

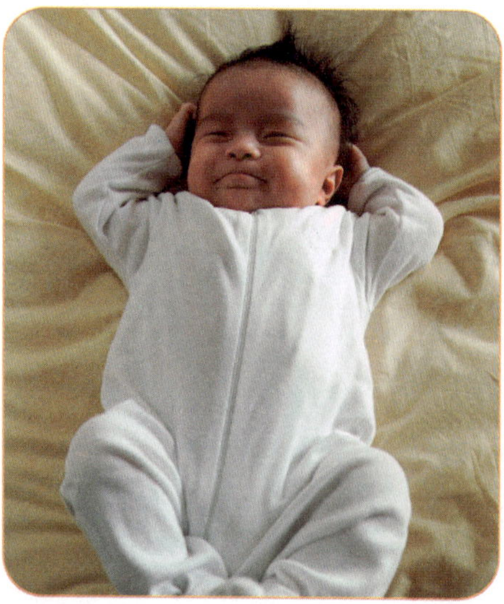

准备活动：

①让宝宝双腿悬空坐在床沿上，然后妈妈面朝宝宝，以右手握住宝宝的右脚踝，然后用左手轻轻将宝宝曲蜷的小脚拉直，并同时向上、下缓缓弯曲脚踝。

②松开手，待宝宝的足部重新恢复蜷曲后，再重复上述动作3次左右。然后换另一只脚重复相同步骤。

按摩步骤：

①让宝宝俯卧在床上，妈妈用双手沿着宝宝的脚踝至膝盖轻轻揉捏宝

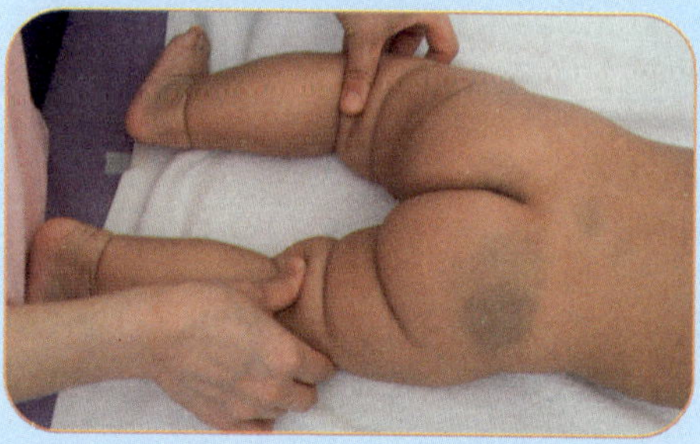

宝的小腿内侧，注意力度要均匀，如果无法掌握力道，可以改用滑动的方式。重复几次后，换另一条腿以相同的动作按摩。

②妈妈半躺在床上，伸直双腿，屈起膝盖，让宝宝面朝自己坐在自己的腹部，背部靠在自己的膝盖部。然后，妈妈用一只手握住宝宝的脚踝，另一只手虎口张开，四指并拢，握住宝宝的膝盖，并轻轻捏挤至脚踝，再回到膝

盖,反复数次。

③让宝宝俯卧在床上，妈妈将手掌弯成铲子状，用空掌平稳而有节奏地由上到下轻拍宝宝的小腿，可以持续 2 分钟左右。

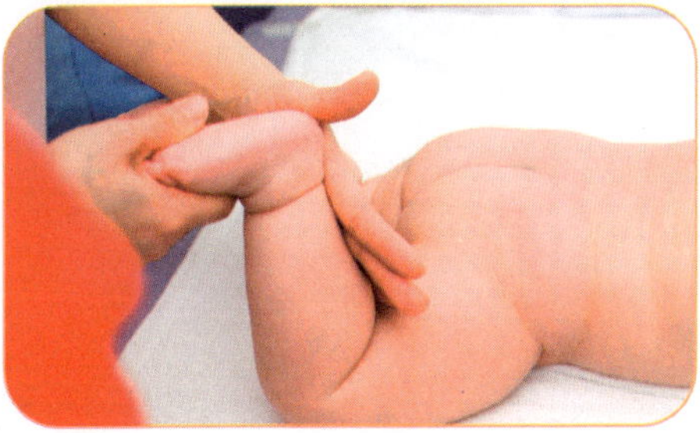

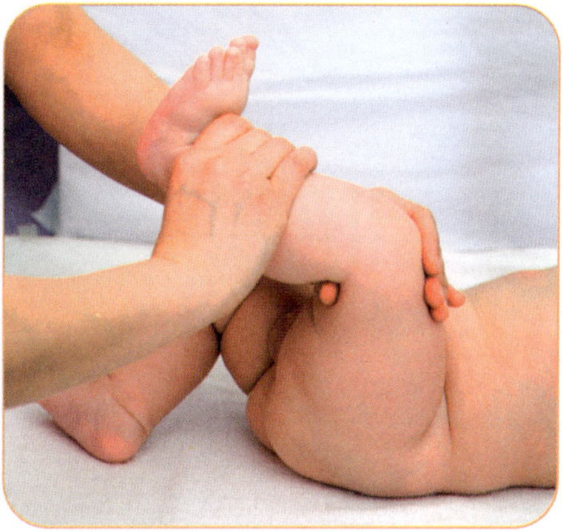

挤转式

宝宝仰卧在床上,妈妈虎口张开,四指并拢握住宝宝的大腿，缓缓由大腿向脚腕旋转着挤揉，再由脚踝挤揉至大腿根部,可以重复多次。

印度挤奶式

宝宝保持仰卧姿势，妈妈一手握住宝宝的脚踝,另一只手虎口张开,四指并拢,用宝宝的臀部开始,向脚踝捏揉宝宝的大腿,可以重复多次。

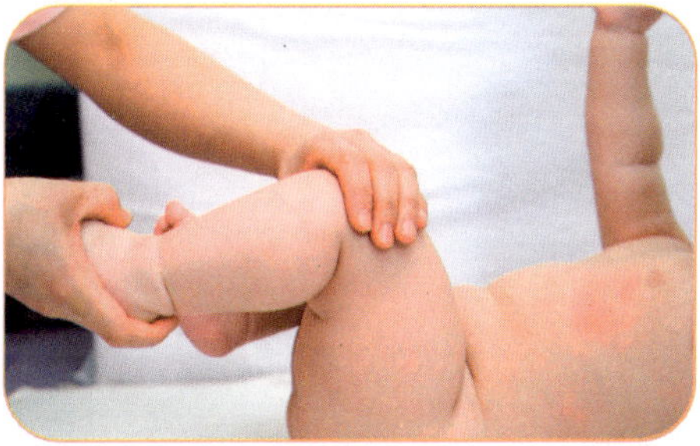

贴心话

在为宝宝按摩小腿的时候,如果发现宝宝的小腿有鼓胀的现象,可能说明他的肠胃有问题,父母应当给予重视并及时治疗。在让宝宝以俯卧的姿势接受抚触按摩的时候,应当尽量避免让宝宝的脸长时间只朝一个方向,以免压迫宝宝的中枢神经,造成不良影响。

9 按摩宝宝的小脚

具体步骤

功效:具有增强宝宝免疫力、调节

肠胃功能的作用，同时还能够帮助完善宝宝的神经功能发育。

准备活动：

①让宝宝平躺在床上，妈妈用左手抓住宝宝的脚踝，并将右手掌心覆在宝宝的脚心处，轻轻摩擦以使其温热。

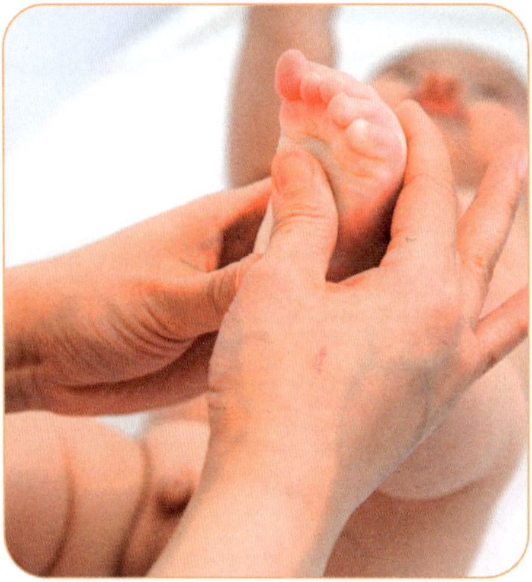

②如果宝宝的足部呈自然放松的状态，妈妈可以用手包住宝宝的足部，然后做“握住——松开”的动作，并重复20—30次。

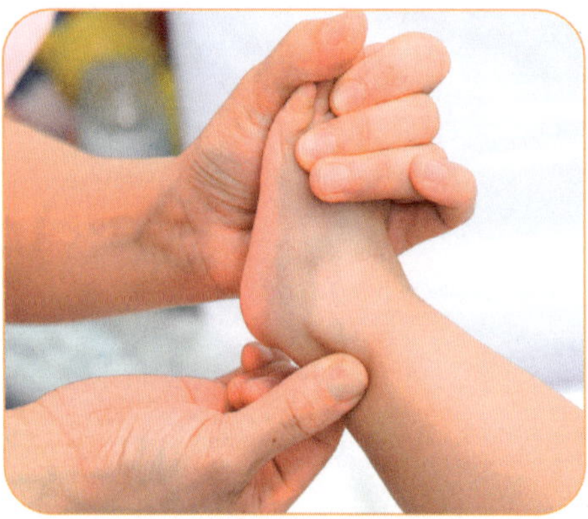

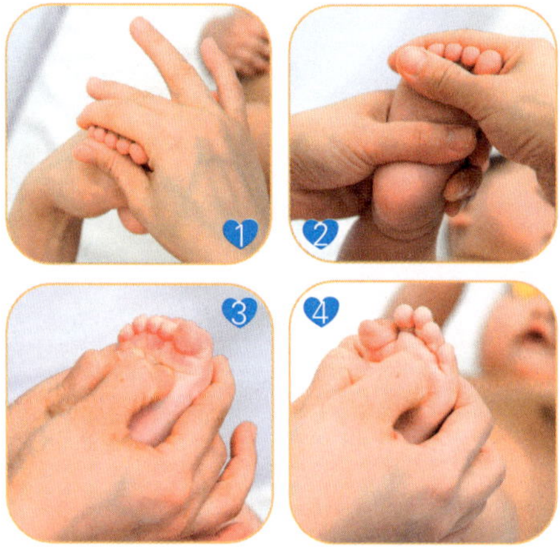

按摩步骤：

①将宝宝平放在床上，妈妈用左手握住宝宝的左脚踝，右手拇指指腹定位在脚跟处，并以拇指为轴，食指指腹按照顺时针方向画圈按揉宝宝的脚跟至脚趾根处，尤其要重点按摩位于脚心上方的腹腔神经丛反射区。另一只脚重复相同动作，双手交替按摩宝宝双脚20—30次。

②使宝宝保持仰卧的姿势，妈妈用左手握住宝宝的脚跟，右手虎口张开，四指并拢，握住宝宝的脚背上方，并以四指轻轻按摩宝宝的脚背，同时以拇指按摩脚底。

③将并拢的四指放在宝宝的脚尖处，轻轻向上推脚趾，同时用拇指指腹稍微用力抚摩整个脚底。

④妈妈用右手握住宝宝的右脚，拇指放置于小脚趾根与脚掌交接处，

缓缓向右按摩至大脚趾，并重复数次。然后用手指在宝宝脚趾处轻轻绕圈，使其微微分开，然后用拇、食指和中指轻轻拉动每根脚趾并缓缓揉捏。

贴心话

为宝宝做完抚触按摩后，会使宝宝的身体代谢加快，此时要及时为宝宝补充水分，促进体内废物的排出。

捻揉式

妈妈一手握住宝宝的脚踝，用另一只手的拇指、食指轻轻地捻揉宝宝的每根脚趾，可重复数次。

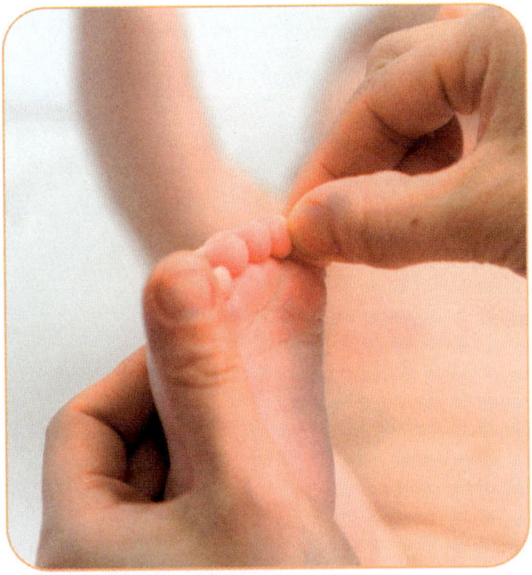

拇指分推式

使宝宝仰卧在床上，妈妈用双手托着宝宝的脚掌，然后用双手拇指指腹在宝宝脚背，由宝宝脚趾下方向脚踝方向分推。

脚底分推式

双手握住宝宝的小脚，然后妈妈用拇指指腹置于宝宝脚心以画扇形的方式分推宝宝的脚心，可以重复多次。

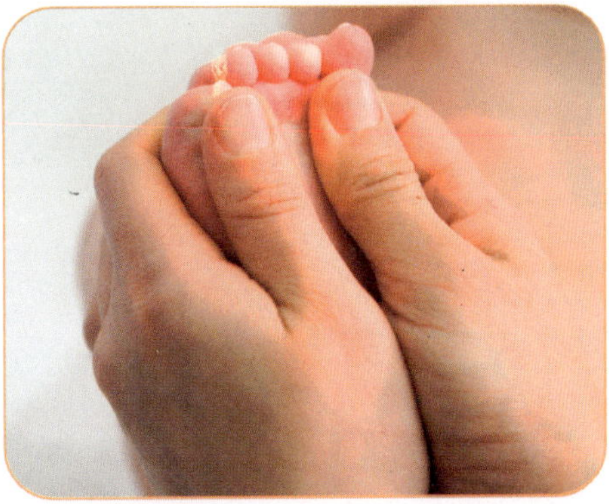

拇指点按式

妈妈用双手握住宝宝的脚，将两手拇指指腹置于宝宝脚掌中心线上，缓缓地点按宝宝的脚心直到脚跟。可以重复多次。

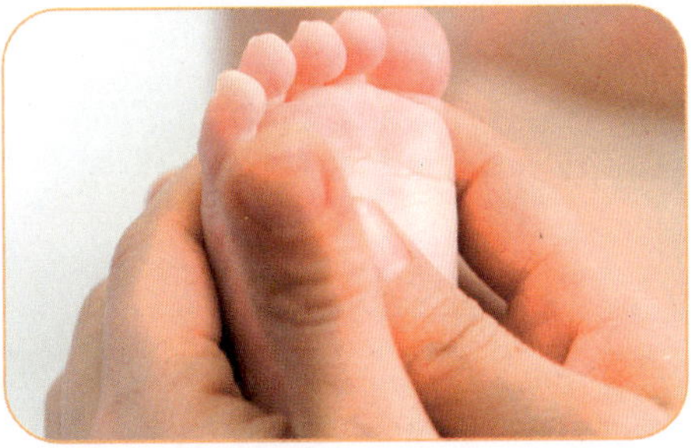

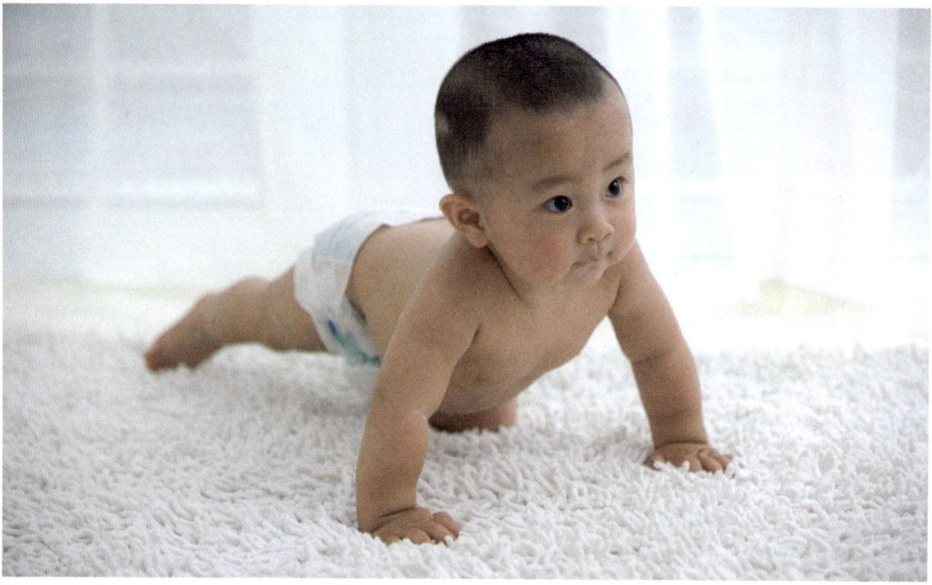

手指推按式

以一只手握住宝宝的脚踝，另一只手的食指侧面横贴在宝宝脚底，并由脚趾下方向脚跟滑按。可以重复多次。

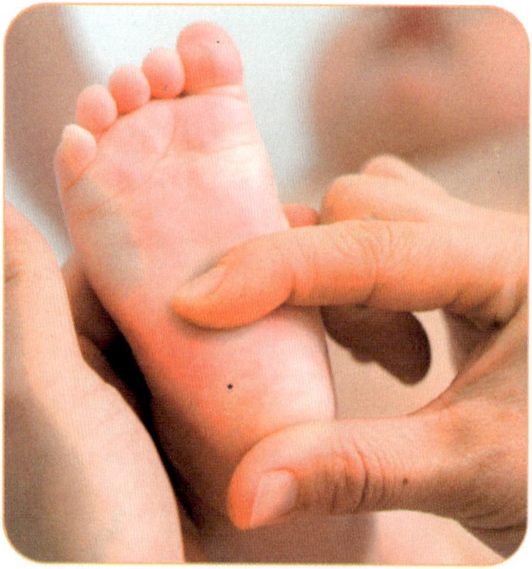

三、爬行期宝宝的按摩

随着宝宝逐渐长大，他的活动能力也越来越强，并开始能够明确地表示出自己是否喜欢某项按摩活动。所以这一阶段在为宝宝做抚触按摩的时候，就应当根据宝宝的需求和喜好有弹性地为他制订最为合适的按摩手法和步骤。父母也可以在与学会爬行的宝宝更多的互动中总结经验，来决定给宝宝按摩的手法和策略。

在按摩时，父母可以适当地配合一些宝宝喜欢的儿歌和童谣，或是在宝宝身边放一些玩具，这都可以吸引宝宝的注意力，也使他保持愉快的心情接受按摩，更有利于亲子关系的建立。

在为学会爬行的宝宝按摩时，手臂、背部、腿部、膝盖都应该是按摩的重点，应该引起父母的重视。

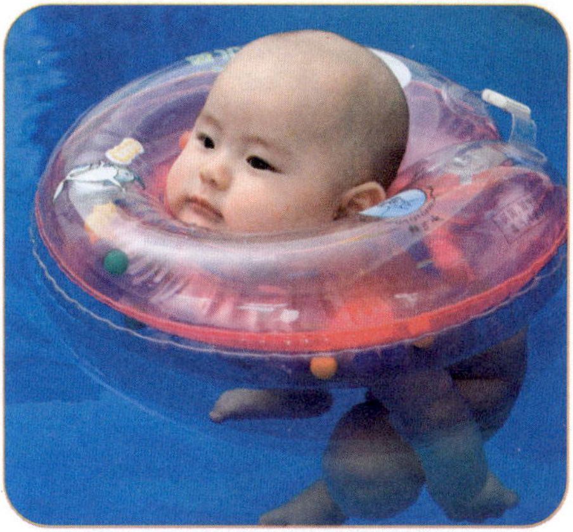

1 帮助宝宝蹬腿的按摩

功效：具有增强宝宝下肢力量，以及肌肉耐受力的作用。

按摩步骤：

①一个人站在游泳池里，让宝宝背朝自己，并用双手穿过宝宝腋下将他抱起；另一人面向宝宝站着，双手握住宝宝的脚踝。

②保持宝宝双腿完全进入水中，帮助他在水里做蹬腿运动，可多重复几次。然后将宝宝的双腿轻轻向上推，使他的膝盖逐渐靠近腹部，随后拉直，也可重复多次。

贴心话

在泳池中做蹬腿按摩有很多好处，水的拍打不仅能够产生和按摩相同的效果，而且水所形成的阻力能够更好地帮助宝宝锻炼腿部肌肉。

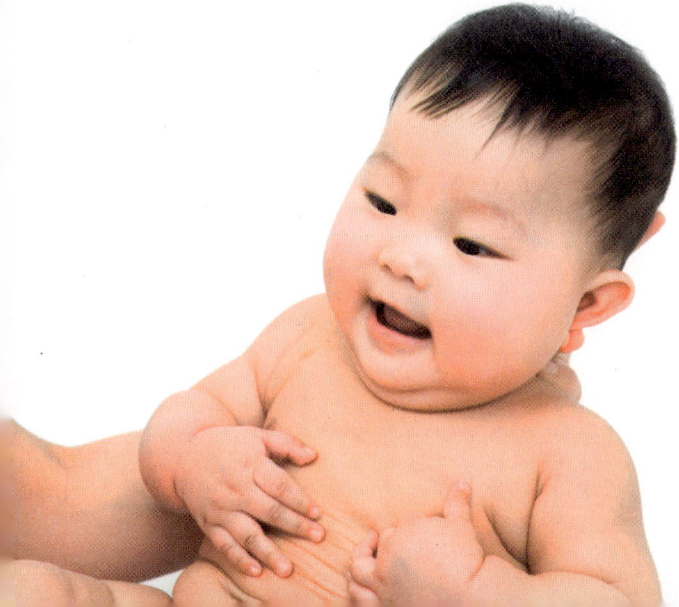

2 帮助宝宝爬行的按摩

功效：具有在增强宝宝注意力的同时消耗他的体力的作用，改善进食和睡眠质量。

按摩步骤：

①妈妈用右手托住宝宝的上臂，然后用拇指按摩宝宝手腕横纹中点处 50 次左右；按揉距

离宝宝拇指根下方两横指处的部位20—30次；最后按摩手背拇指与食指间的虎口处20—30次。

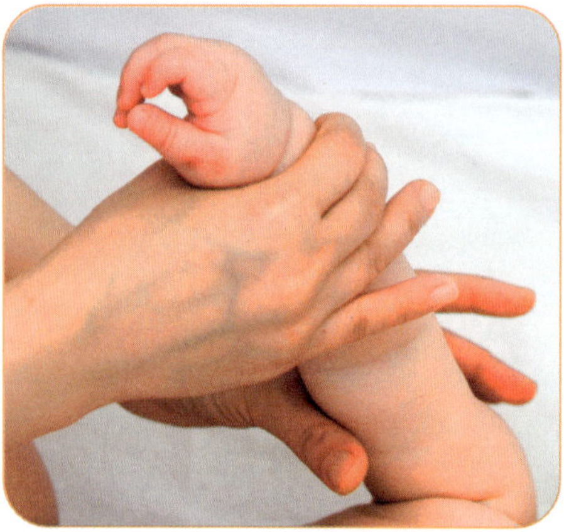

②按摩宝宝足部的肩、颈、肺反射区，以及肾、膀胱、输尿管反射区各50次。肩反射区位于双脚足底第五跖骨关节外缘凸起的后侧；颈反射区位于双脚足底拇指关节处，左颈反射区在右足，右颈反射区在左足；肺反射区位于双脚脚底斜方肌下方一横指处；肾反射区位于双脚脚底中央第二、三跖骨与脚趾骨关节所形成的“人”字形交叉后方的中央凹陷处，即涌泉穴的位置；膀胱反射区位于双脚脚底内侧舟状骨下方，脚部肌肉内侧；输尿管反射区位于双脚脚底肾反射区至膀胱反射区之间，呈一斜线状区域。轻轻抚摩宝宝全身3—5分钟。

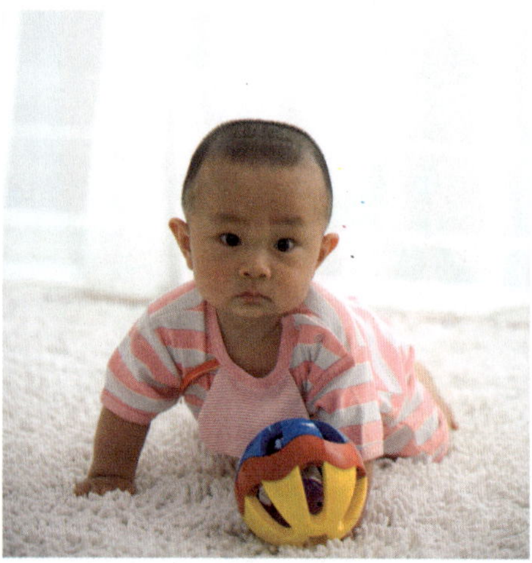

贴心话

爬行对于宝宝来说是非常好的运动，能够锻炼宝宝的全身关节、肌肉、骨骼以及脏器，是促进宝宝日后成长发育的良好方法。

四、学走路宝宝的按摩

开始学步的宝宝也已经具备了用语言表达自己的能力，但是由于还不够熟练，宝宝仍然更倾向于用肢体动作来表达自己的意愿。同时，由于活动力的增强，宝宝越来越喜欢做游戏。父母选择用边游戏边按摩的方式，不但

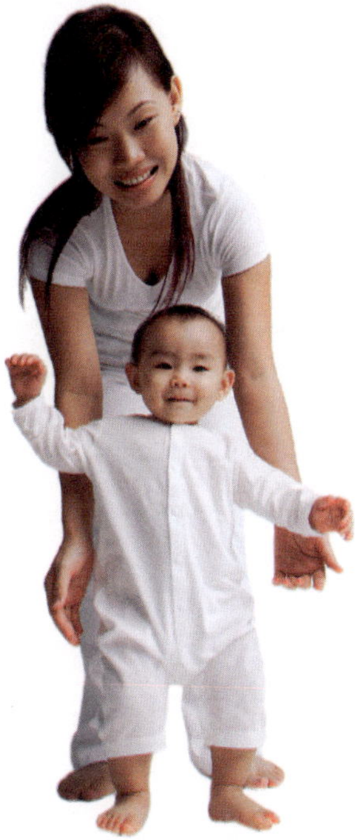

能取得更好的抚触效果，还能进一步增进亲子关系，一举两得。

此外，这个时候是宝宝自我意识的萌发阶段，他们经常会以拒绝父母的方式证明自己的存在，所以被宝宝拒绝时，不必感到灰心，更不要强迫宝宝接受按摩，可以根据宝宝的行动来决定是否继续按摩。有的时候，宝宝发现拒绝爸爸妈妈并没有什么特别的意义，就会慢慢接受按摩，甚至是抢着要先给自己按摩。

在为学步的儿童做按摩的时候，重点除了与爬行宝宝的相同的手臂、背部、腿部、膝盖以外，还要注重手部与脚底的按摩。在宝宝站立的时候为他按摩也是不错的方式。

1 帮宝宝保持身体平衡的按摩

功效：具有增强对四肢控制力的作用，能够增强宝宝的身体素质，促进大脑的发育。

按摩步骤：

①妈妈将搓热的手掌轻轻压放在宝宝闭着的眼睛上，注意不要让宝宝的眼睛有压迫感，可以保持动作8—10秒，然后移开手掌重复动作两次。

②抚摩足底反射区：从上到下按揉位于双脚大脚趾指腹的大脑反射区；按照逆时针再按顺时针方向按揉位于双脚大脚趾指腹两条横纹线中间的小脑反射区；从下往上按摩位于双脚大脚趾外侧骨缘下方肌肉的三叉神经反射区，以及位于脚趾末端、趾甲正下方的额窦反射区；以按揉法作用位于双脚脚背小脚趾下方，脚掌第一跖骨边缘的内耳迷路反射区，按摩时会

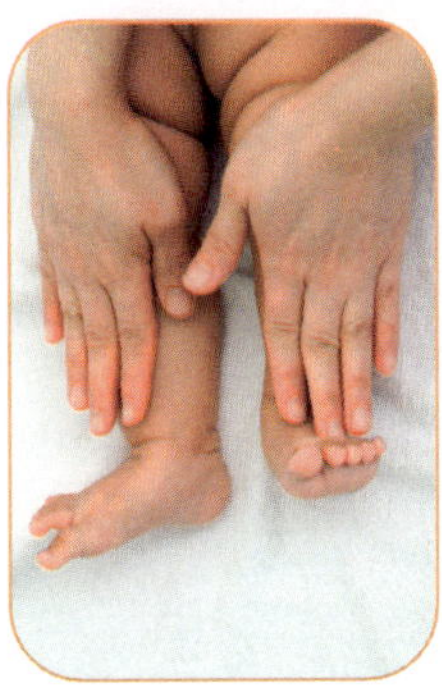

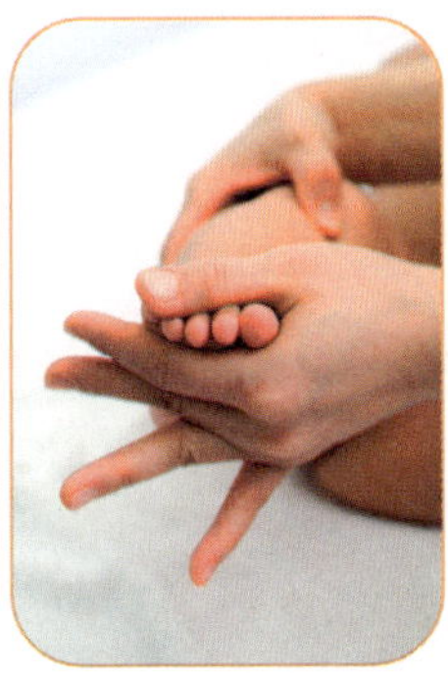

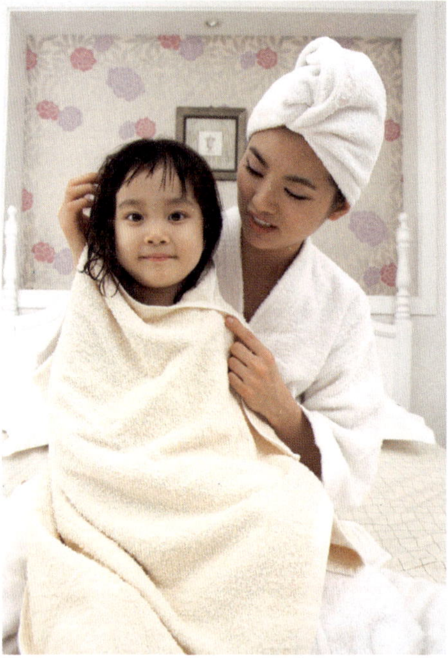

有颗粒微凸的感觉；最后从上往下扣位于双脚脚底第四、五趾与脚掌相交处下方的耳反射区，随后向内侧抚摩。

增强宝宝抓地力量的按摩

功效：能够有效提高宝宝的脚趾抓地能力，帮助宝宝站得更稳，走得更快。

按摩步骤：

①妈妈坐好，将宝宝背朝自己抱在怀里，然后轻轻抬起宝宝的双脚，妈妈将自己的十指张开与宝宝的十个脚趾交叉相握，并交替着握紧，然后松开。

②妈妈将自己的手掌心贴在宝宝的脚掌上，轻轻向上推抹。到脚趾部位时顺势将宝宝的脚趾向上轻压，暂停一会儿后向下推压至起始位置，重复这个动作数次。

五、学龄前宝宝的按摩

当孩子进入学龄前时期，就已经不是小宝宝了，但是仍然需要父母的关爱。为宝宝进行抚触按摩就是一种非常有效地传递关怀、保持亲子关系的方式。此外，这一时期的孩子已经具备很高的理解能力和表达能力，父母可以一边给他们做简单的抚触按摩，一边与他们说话，也不失为一种增进亲子关系的方法。

此外，当您的家中添了小宝宝后，在为小宝宝按摩的同时，也不要忘了给已经长大的孩子按摩，这样做更能够保持他的安全感，让他在感受父母的爱的同时将这种爱转移到自己的小弟弟或小妹妹身上。

在为学龄前的儿童做按摩的时候，手法和力度都可以依据他们的成长情况适当地改变，很多按摩方法都可以分成两步来做，力度也可以加重一些。

PART 4
宝宝的按摩操

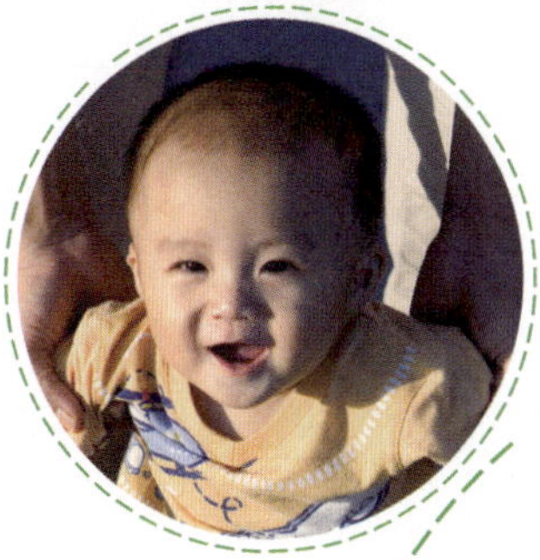

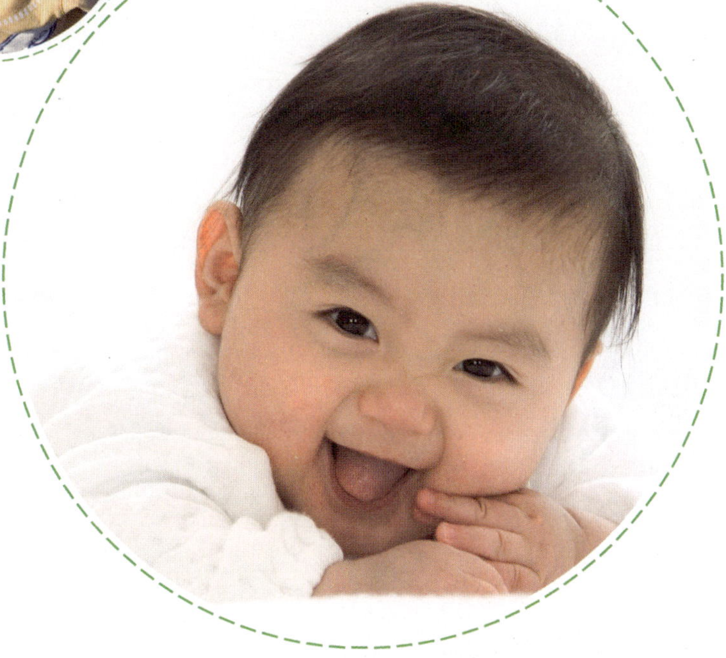

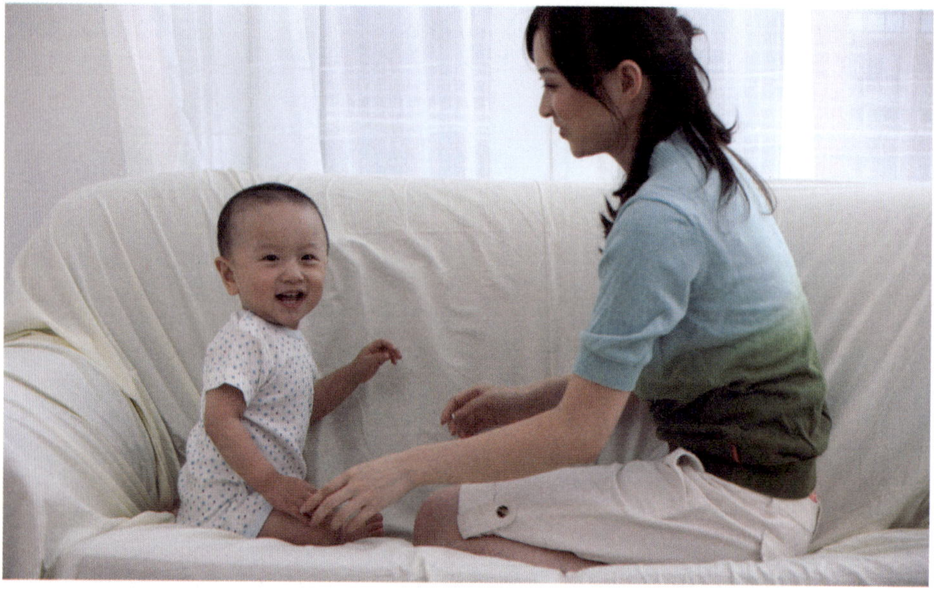

一、1—3 个月宝宝的按摩操

这一时期的宝宝身体各个部位还没有发育完全，因此并不具备足够的条件和力量去支撑头部以及腰背等身体部分。所以，在为宝宝做抚触按摩操的时候尽量选择活动量小一些的动作，在做操过程中父母们也应当随时观察宝宝的情况，酌情删减或增加宝宝讨厌或喜欢的动作。同时，在做操的时候父母也可以喊出节拍，可以培养宝宝的节奏感。

按摩操开始啦：

第一节：按摩全身

准备动作：让宝宝仰卧在床上，放松身体。

①妈妈双手握住宝宝的手腕，然后分四次向上抚摩至宝宝的肩膀；握住宝宝的脚踝，同样分四次按摩至宝宝的大腿根部。

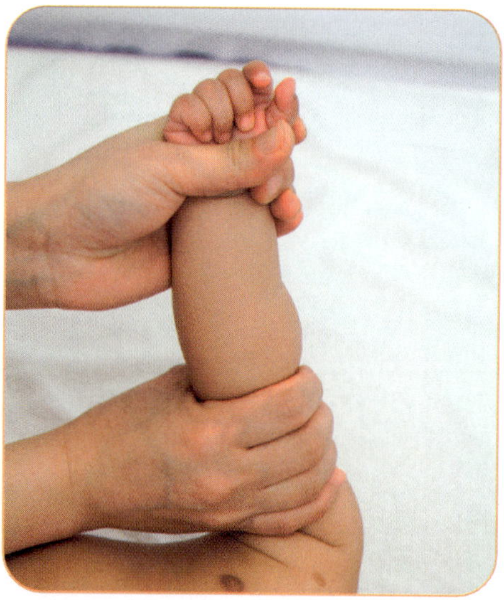

②妈妈用手指指腹在宝宝胸部按照顺时针方向画圈，然后再以逆时针方向画圈。

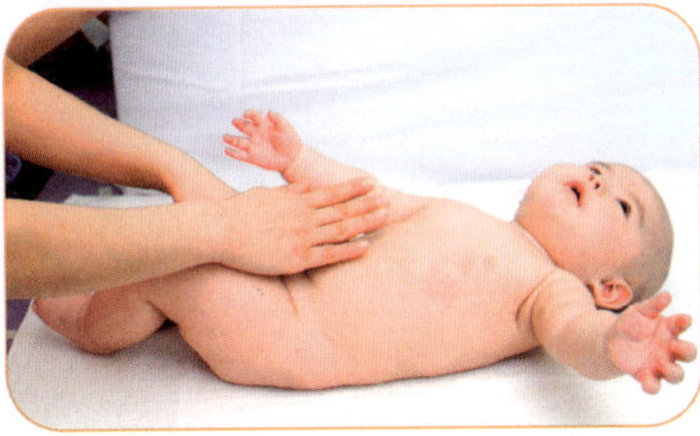

第二节：屈肘上举运动

准备动作：妈妈轻轻握住宝宝的上臂。

①妈妈从宝宝的上臂抚向手腕，随即将宝宝的小手向上抬起，同时轻揉宝宝的手腕，并微微弯曲肘关节，此时宝宝的小手应当平置于胸前。

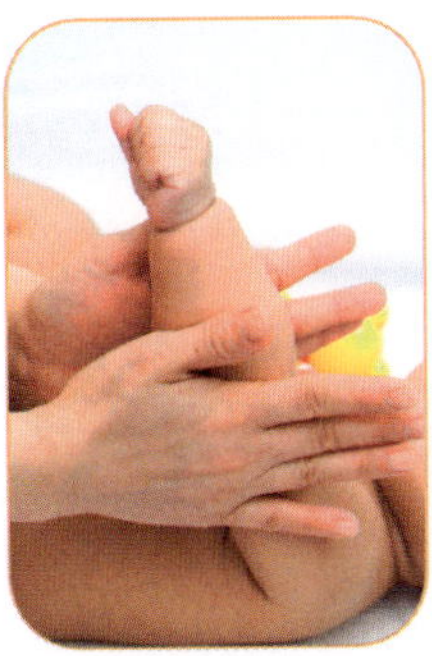

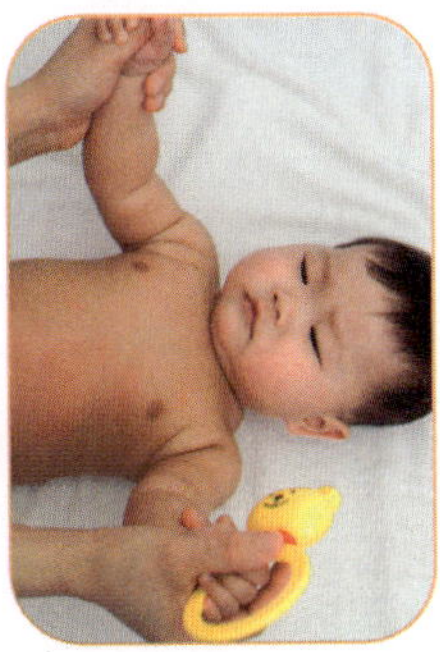

②妈妈将手掌轻轻贴在宝宝的胸前，并向上推动，到锁骨处向两侧分推至肩膀，然后轻轻将宝宝的手臂托起并伸直，随后按照原路线返回宝宝的胸前。重复这个动作4次。

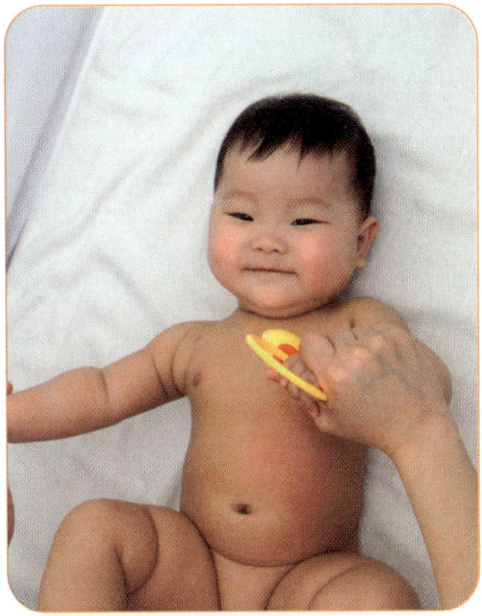

第三节：交叉手臂及双肩运动

准备动作：妈妈轻轻握住宝宝的上臂和手指。

①妈妈握住宝宝的手臂，向手腕

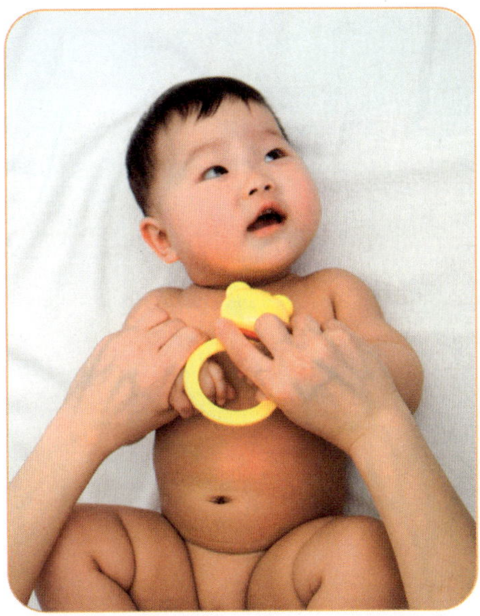

抚摩，同时将宝宝的手臂平举，再从手腕回推至手肘，然后将宝宝的双臂交叉在胸前。

②妈妈小心地托住宝宝的左手手肘，然后由内向外画圈，右手做同样的动作。

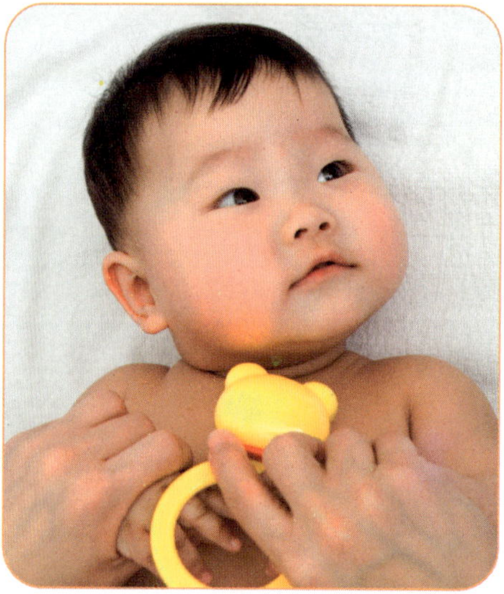

③握住宝宝的右手手指，将宝宝的手臂拉起，然后按照顺时针和逆时针方向分别转两圈。

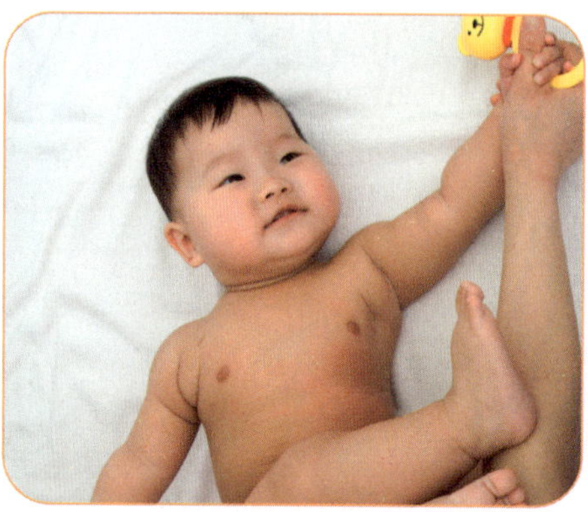

第四节：伸屈踝关节

准备动作：妈妈轻轻握住宝宝的脚踝和前脚掌。

①妈妈左手握住宝宝的左脚踝，右手握左脚掌，并以脚踝为轴先向外再向内各旋转 4 次。

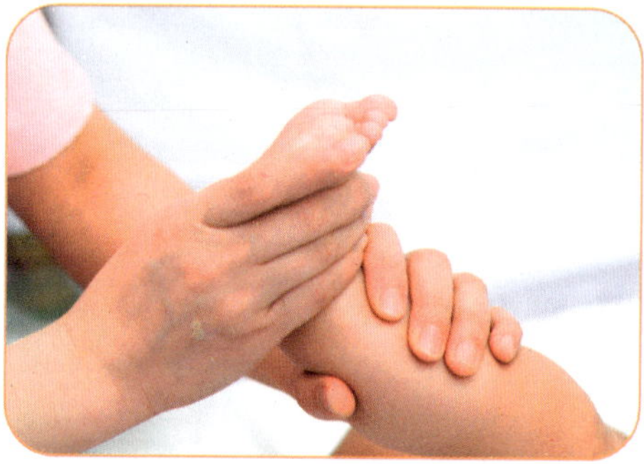

②以相同手法按摩宝宝的右脚。

第五节：屈腿及旋转运动

准备动作：妈妈轻轻握住宝宝的踝关节上方。

①妈妈帮助宝宝屈伸他的左、右腿关节。

②轻轻揉宝宝的左脚脚趾，然后将他的左大腿由内向外旋转 1 圈；右腿重复相同动作。

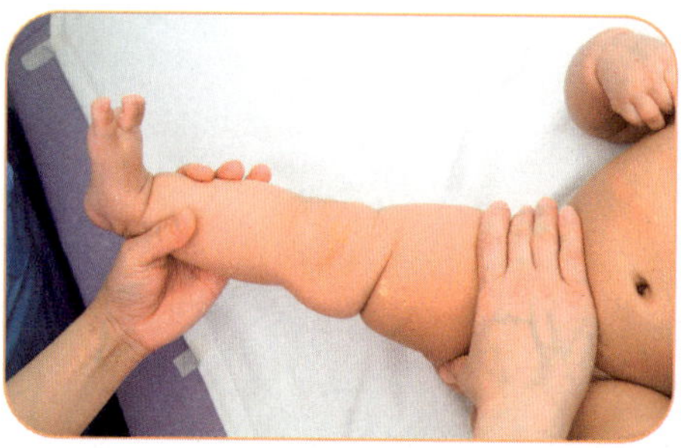

③将上两步动作重复一遍。

第六节:托腰运动

准备动作:让宝宝平躺在床上,妈妈的右手托在宝宝腰部下方,左手轻轻握住宝宝的脚踝。

轻柔地抓捏宝宝的腰部,然后将腰部托起,使他的腹部呈拱桥状,随后放下。可以重复多次。

第七节:翻身、抬头运动

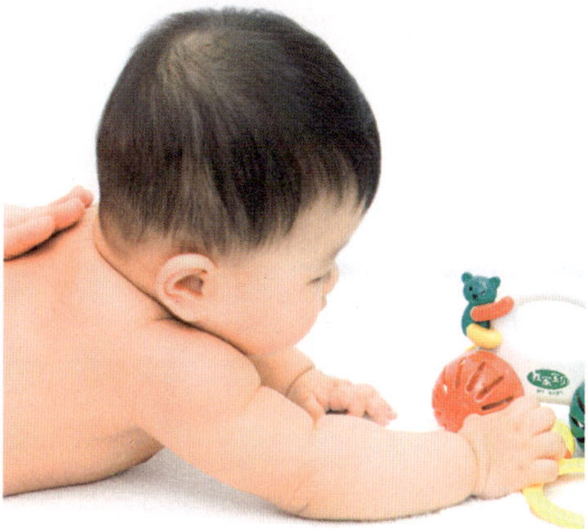

准备动作:让宝宝平躺在床上,妈妈一手放在宝宝胸部,另一手放在背部。

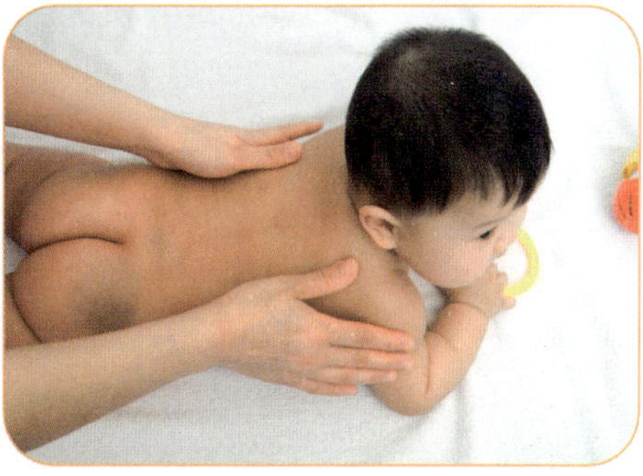

先将宝宝从仰卧变成侧卧,再从侧卧变成俯卧,随后用右手轻轻抚摩宝宝的背部,逗引宝宝逐渐抬头。重复这个动作 1 次。

二、4—6 个月宝宝的按摩操

这个时期的宝宝已经可以到室外进行活动了,时间可以达到 2 小时以上,同时也可以培养宝宝主动做一些动作,培养他的运动能力。

按摩操开始啦:

第一节:横托抱

准备动作:妈妈坐姿,用右手托住宝宝的臀部,左手托在宝宝的背部,将宝宝托在胸前。

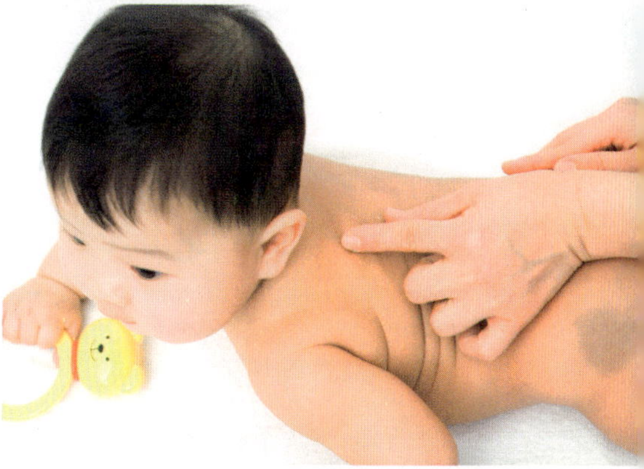

①妈妈将托在宝宝身体下的手微微向两端挪动一指的距离,然后再挪动一次,倾斜双手,让宝宝的身体稍微向上倾斜,并保持几秒的时间。

②保持上一步的姿势不动，双手同时揉按宝宝的身体。再重复全部动作1次。

第二节：倒抱

准备动作：让宝宝俯卧在床上，妈妈右手抓住宝宝的双脚脚踝。

①将宝宝的双腿轻轻提拉至妈妈胸前，然后身体向后微仰，用空出的左手托住宝宝的胸部。

②妈妈用右手拇指、食指夹住宝宝的背部皮肤，轻柔地捻动，做翻卷移动。可以重复多次。

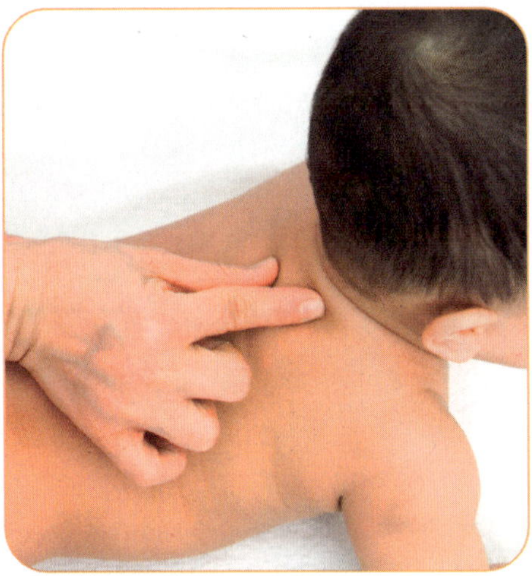

第三节：跳跃运动

准备动作：妈妈左手握住宝宝手指，右手握宝宝手臂。

①用手掌根部在宝宝肩关节至腕关节的部位上下来回做画圈运动，两臂用同样的动作。

②妈妈将双手扶在宝宝腋下，上下迅速抚摩宝宝的身体两侧。

③托住宝宝的腋下，轻轻将宝宝托起，做跳跃动作。

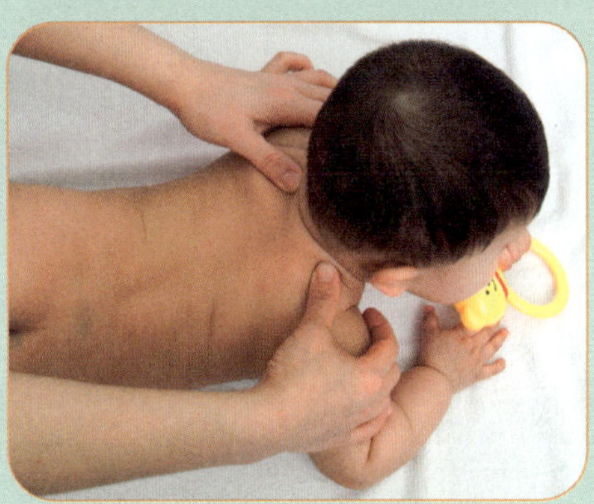

第四节：游泳运动

准备动作：让宝宝俯卧在床上，妈妈用双手托住宝宝的腹部。

①妈妈将宝宝轻轻托起，使其离开床面，并托着宝宝前后晃动一次。

②妈妈抱稳宝宝，空出一只手抓住宝宝双脚脚踝，另一个人握住宝宝双手手腕，两人配合帮助宝宝做游泳动作。

③两人轻轻抚摩宝宝手臂和腿脚。

④重复上述动作一遍。

第五节：弯腰滚圈运动

准备动作：宝宝呈站姿，妈妈站在宝宝后面，用右手扶住他的腹部，左手扶住他的两膝。

①妈妈用右手从上到下抚摩宝宝

的腹部，并将左手弯成铲子状，用空拳轻叩宝宝的膝盖。

②在宝宝面前放一个玩具，诱导他弯腰屈膝，妈妈顺势抱起宝宝在地上翻滚一圈。

③妈妈握住宝宝的手指或手腕前后左右各摆动 20—40 次。

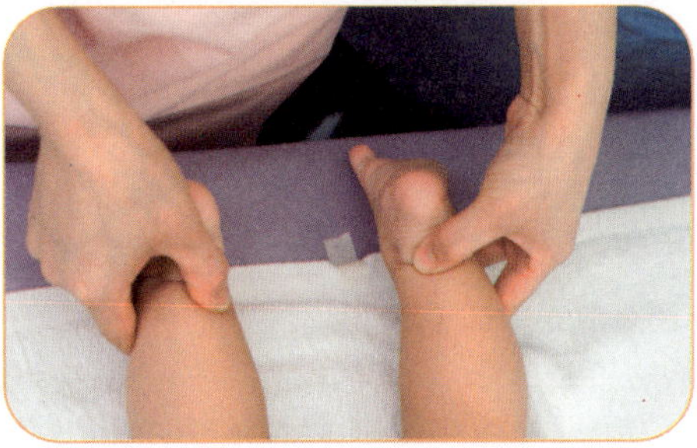

第六节：后曲运动

准备动作：让宝宝俯卧在床上，妈妈双手握住他的小腿。

①将宝宝的双腿向上提拉，使宝宝的手掌和面颊轻轻接触床面。

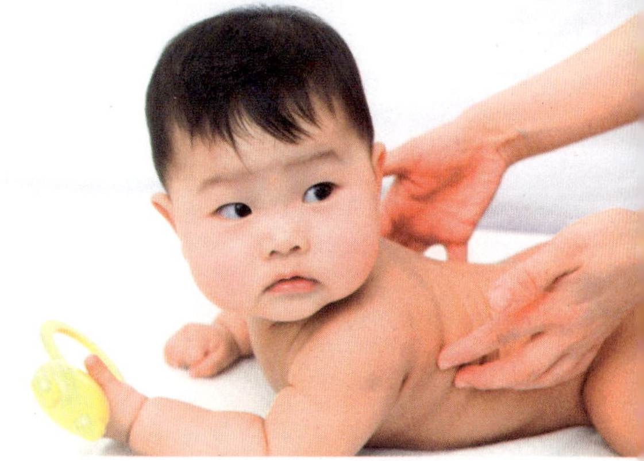

②另一个人站在宝宝对面，用手指指腹在宝宝前额和唇部画圈，逗引他抬头。

③让宝宝重新俯卧在床上，并用手掌抚摩宝宝的背部到臀部。然后重复上述所有动作。

第七节：坐立运动

准备动作：让宝宝平躺在床上，轻轻拉住他的小手。

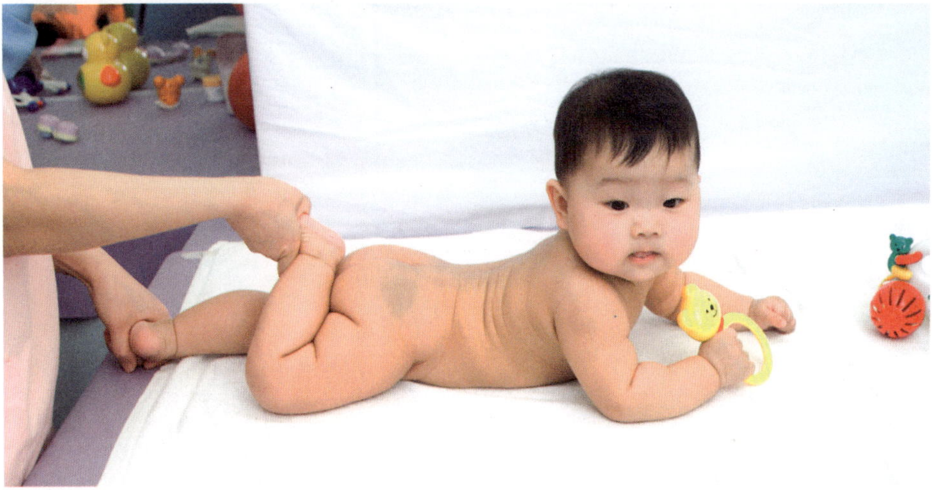

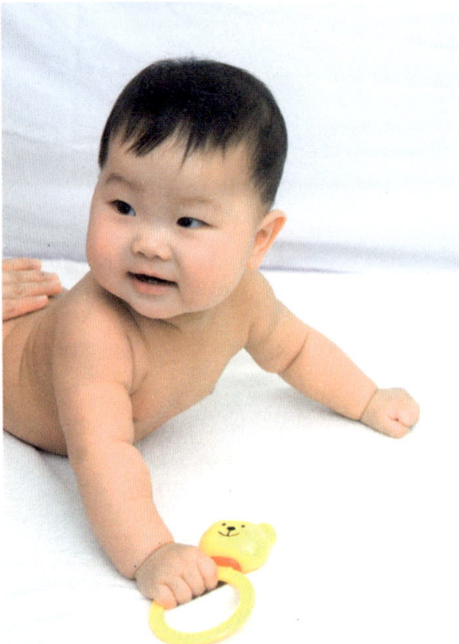

①妈妈从宝宝的肩膀抚摩到手背，再回到肩膀。

②扶住宝宝的肩膀将他拉起，然后将手滑到宝宝的手腕处，拉着他的手让宝宝平躺到床上。

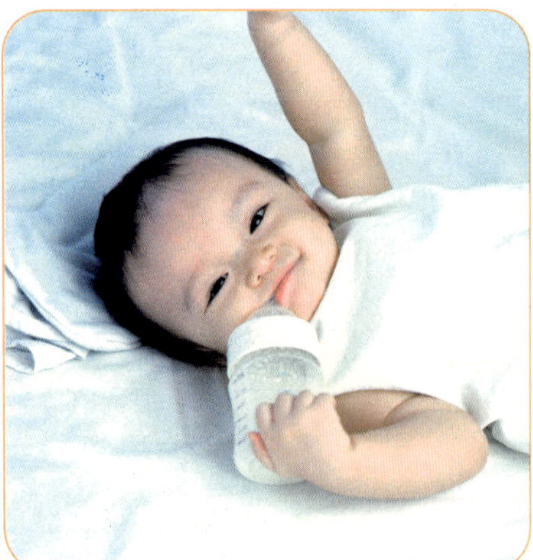

三、7—14个月宝宝的按摩操

到7个月的时候，宝宝已经能够独立坐了，手脚也比以往更加灵活，所以这一时期应当着重培养宝宝手脚的灵活性。

按摩操开始啦：

第一节：压掌蹬脚运动

准备动作：让宝宝平躺在床上，妈妈将手掌压在宝宝的脚掌上。

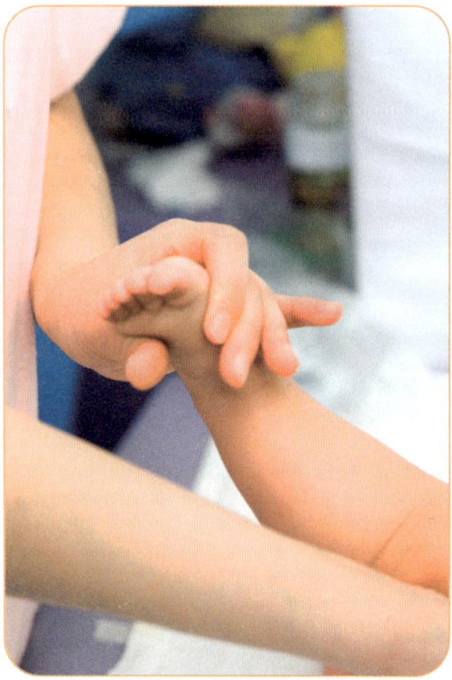

①妈妈的双手同时向上，再向下摩擦宝宝的脚掌，同时鼓励宝宝主动蹬妈妈的手掌。

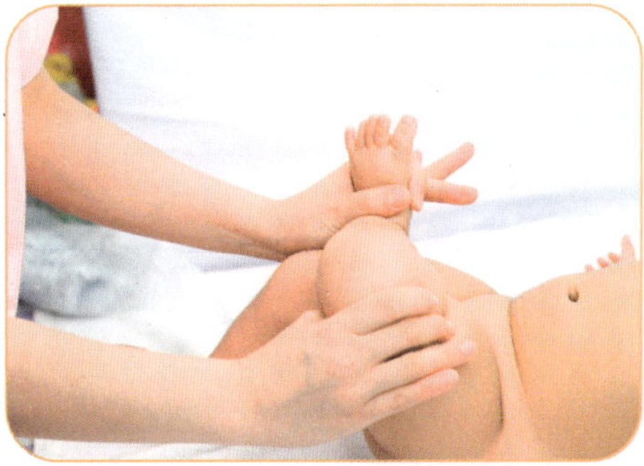

②将宝宝的双腿轻轻向他的胸口推近，可以分两次逐渐加大幅度。

③双手从宝宝的脚踝两侧向上抚摩，直到大腿及腰部。重复上述所有动作1次。

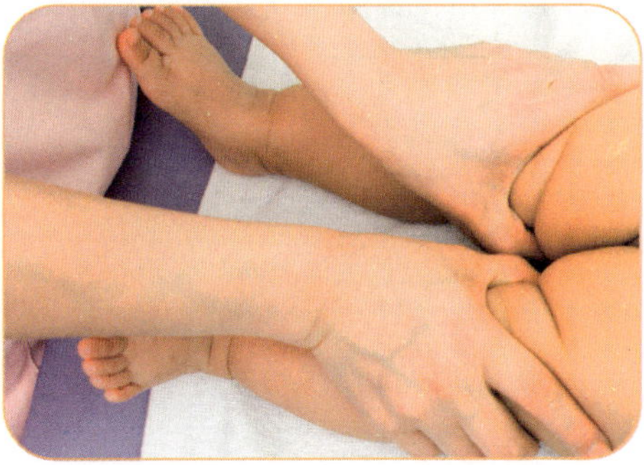

第二节：举踝旋转运动

准备动作：两个人跪在床上，分别握住宝宝的双手和双脚。

①两人一起用力，缓缓将宝宝抬起，然后逐渐将宝宝的头朝下移动，使其倒立并将双手支在按摩者的腿上。

②握宝宝双脚的人缓缓将宝宝脚踝朝外侧旋转，另一人用手托住宝宝的头，保护他的同时最好吸引宝宝的注意力。

③再将宝宝脚踝朝内侧旋转。然后重复上述所有动作1次。

第三节：拍掌举臂运动

准备动作：妈妈坐姿，让宝宝站在自己的膝盖上。

①妈妈握住宝宝的手腕，帮宝宝拍手两次。

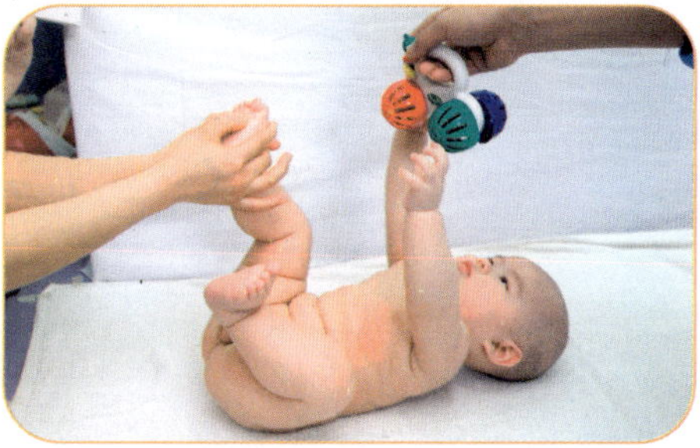

②保持拍手姿势，妈妈将手掌贴在宝宝的手背上，来回摩擦。

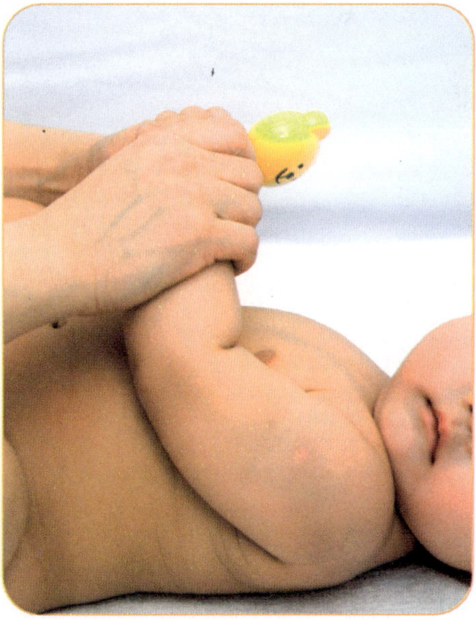

③握住宝宝的手，带动宝宝做举臂动作，最后恢复初始动作。

第四节：下蹲站立运动

准备动作：宝宝呈站姿，一人站在宝宝面前，一人站背后。

①一人在正面拿着玩具，吸引宝宝的注意力，然后用手轻轻摩擦宝宝的耳廓。

②另一人在宝宝背后轻轻拍打宝宝的背部，逐渐增加力度，使宝宝由于受到压力而自然下蹲。

③从背后握住宝宝的手臂，促使他伸手拿玩具，正面的人趁机握住宝宝的手腕，一边轻轻揉搓，一边将宝宝拉起，恢复站姿。

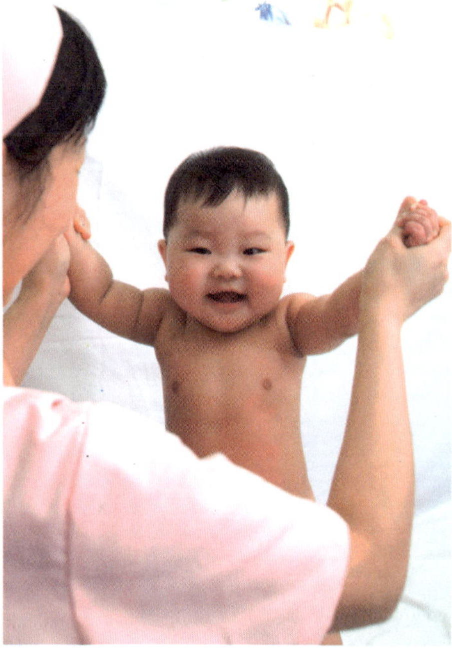

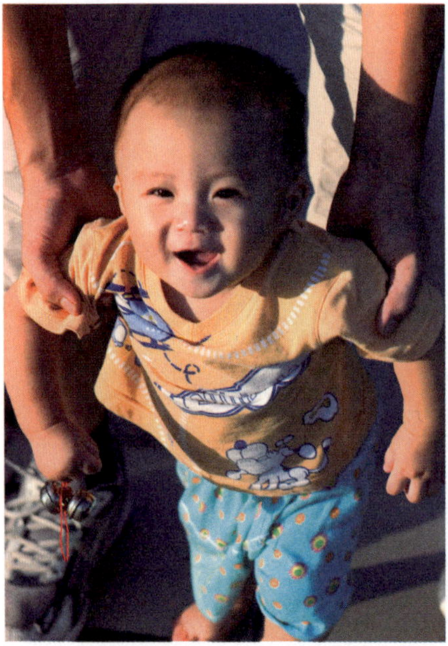

第五节：扶走运动

准备动作：宝宝呈站姿，一人站在他身后，双手扶住他的腋下或前臂。

①一人跪坐在宝宝面前，用空掌轻轻拍打宝宝的大腿，并摇晃他的手臂，鼓励宝宝向前走。

②扶着宝宝慢慢向前走。

③重复上述动作一次。

四、14个月以上宝宝的按摩操

宝宝已经慢慢长大了，这个时候应该着重训练宝宝的身体协调能力和平

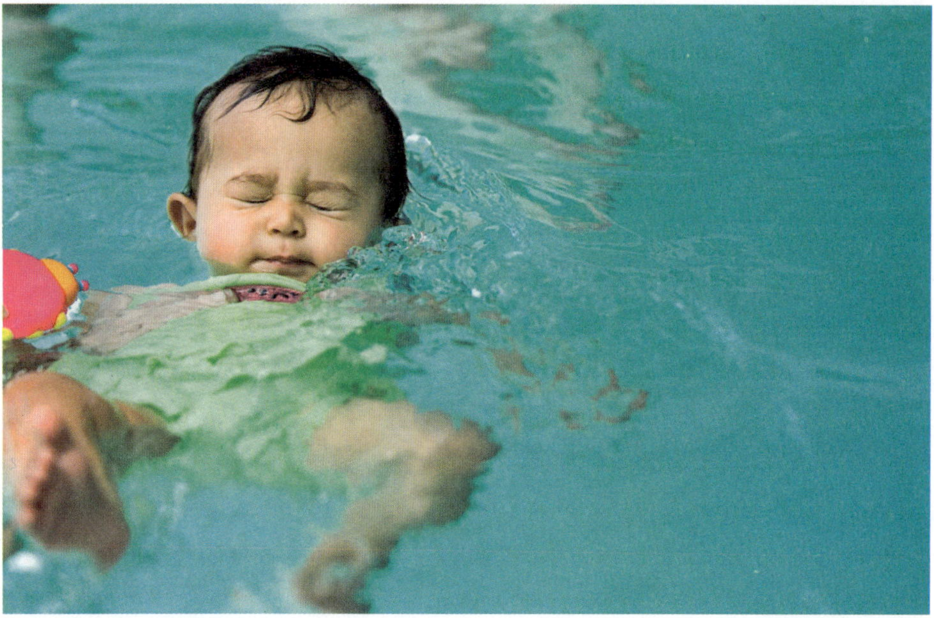

衡感。在水中锻炼是一个很好的方法，它不仅能够锻炼宝宝肩部和下肢的力量，还能够增强宝宝的身体协调性，同时在水中锻炼还能起到保护宝宝、减小宝宝受伤概率的作用。

按摩操开始啦：

第一节：螃蟹跳

准备动作：妈妈与宝宝面对面，拉

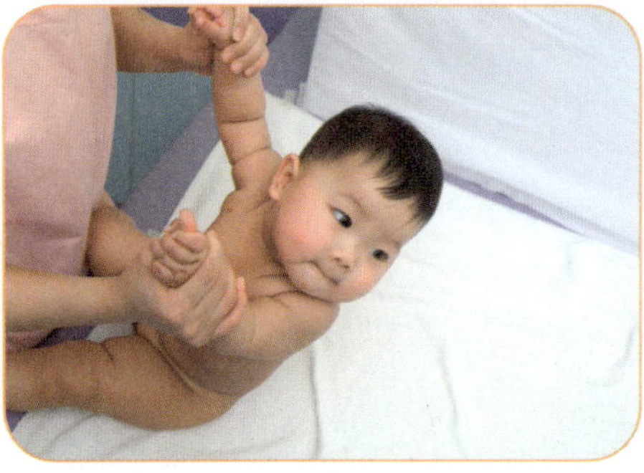

着宝宝的手。

①妈妈拉着宝宝的手与宝宝一起向左跳两下，再向右跳两下。

②将双手放在宝宝的肩膀上，由上向下滑到宝宝的手腕处。重复上述动作数次。

第二节：雏鹰展翅

准备动作：妈妈站在宝宝后面，抱住宝宝的身体。

①妈妈抱住宝宝轻轻跳两下。如果是在泳池边，可以让宝宝的脚在水面轻轻点两下，然后妈妈握住宝宝的手臂，上下抚摩，让他不要害怕。

②握住宝宝的手臂，与宝宝一同跳起，同时妈妈将宝宝的手臂向两侧

伸展，作“雏鹰展翅”状。落地的时候将宝宝的手臂在身前交叉。重复上述动作1次。

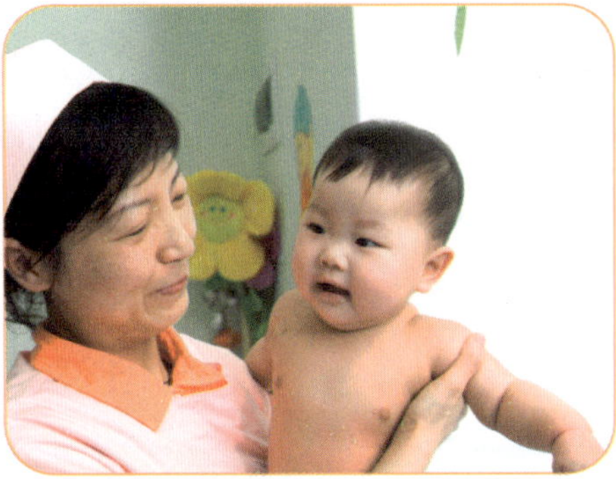

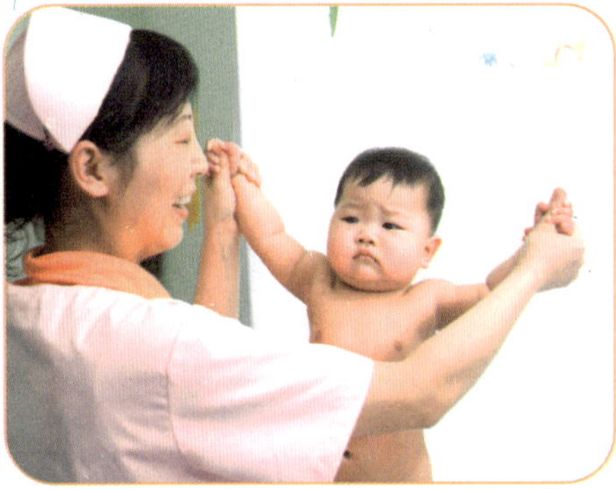

第三节：金鸡独立

准备动作：一人站在宝宝前面，扶住宝宝，另一人稍稍蹲在宝宝后面。

①一人在宝宝后面，用左手托宝宝右腿，右手托宝宝右臂，并同时平举。

②另一人一手扶住宝宝，一手轻轻揉捏宝宝的右臂和右腿，然后放下，换另一侧做同样的动作。重复上述动作1次。

第四节：青蛙仰泳

准备动作：这个动作应当在泳池里进行，并需要两人配合。一人双手保持托着宝宝的腰部的动作，让他平躺在水面上。

①另一个人双手从宝宝的腿根撸到脚踝，并握住脚踝向外划动。

②双手从宝宝的肩膀滑到手腕，再握住手腕向外划动。

③重复上述动作1次。

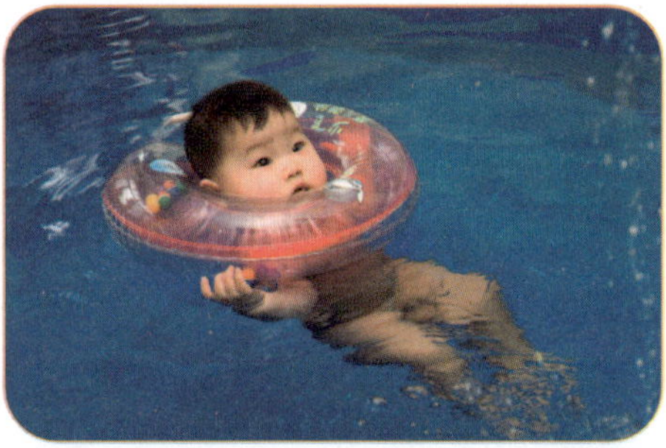

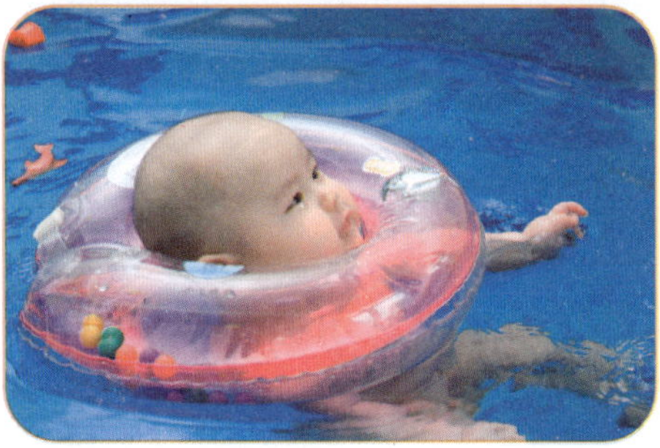

PART 5 宝宝常见问题的抚触

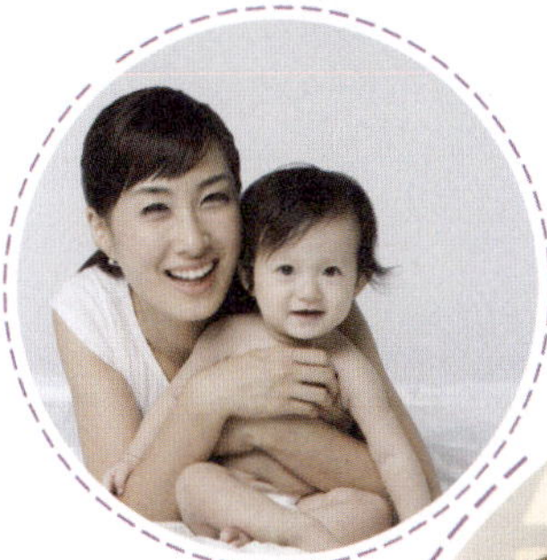

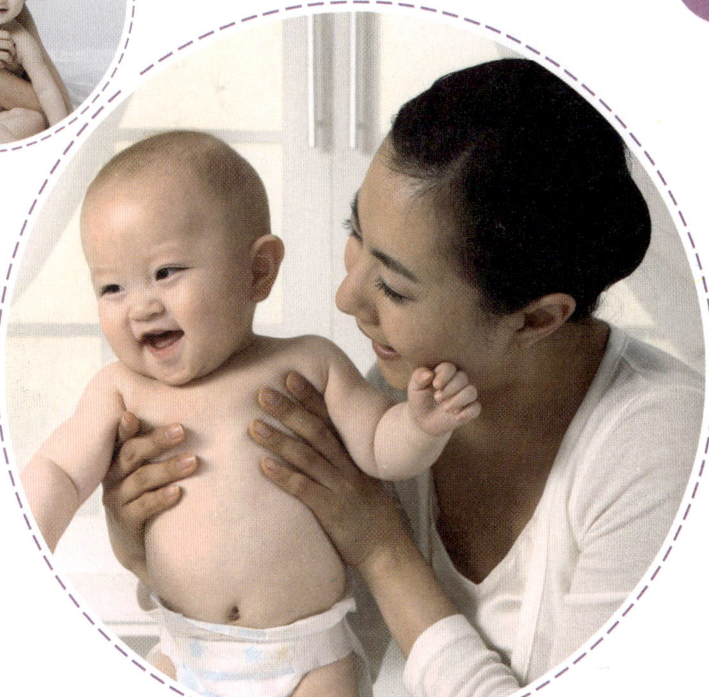

一、长牙

症状：口水过多、腹泻、发热等。不同部位的牙齿，症状也会有所不同。

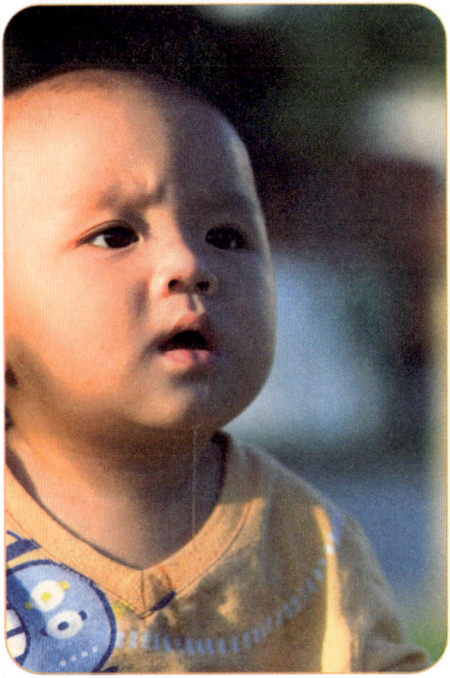

按摩步骤：

①妈妈用双手指腹轻轻揉按宝宝的双颊，15—20 次。

②用拇指指腹轻柔地点按宝宝的上下颌，10—15 次。

③用拇指指腹轻揉宝宝的下颌骨两侧，20—30 次。

④让宝宝俯卧，用手掌从下往上轻柔地滑按宝宝的颈部，10—20 次。

贴心话

除了按摩之外，冷敷也是比较有效的缓解牙痛的方法。可以将小毛巾浸泡在冷水中，拧半干，然后放进塑胶袋中拿到冰箱冷藏室放置 10—15 分钟后取出。然后用冰凉的毛巾冷敷宝宝的下颌，注意毛巾的温度不要过低，以免造成不良效果。

二、便秘

症状：排便次数少，有时三四天或一星期才排便一次，而且大便带有干燥、坚硬的质感。

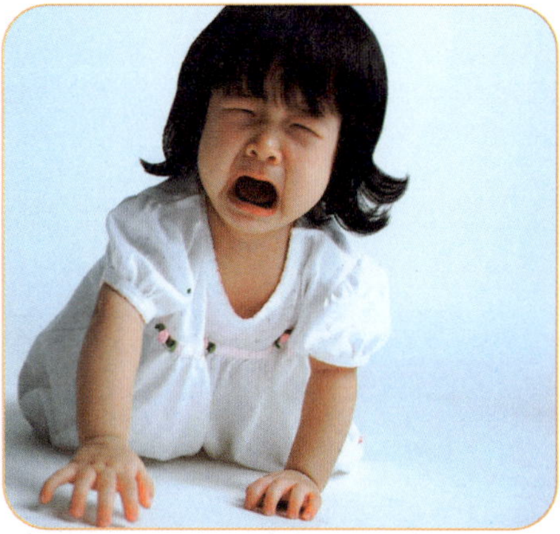

按摩步骤：

①让宝宝仰卧在床上，妈妈双手交叠置于宝宝腹部，按照顺时针方向轻轻按揉 2 分钟。

②妈妈将双手拇指分别放在宝宝的肚脐两边，轻轻向两侧滑按，10—20次 。

③宝宝俯卧在床上，妈妈用双手手掌从宝宝的腰椎向骶骨方向滑按，15—20 次。

贴心话

除了按摩以外，父母们还可以采用其他辅助方法帮助宝宝摆脱便秘的困扰。可以多给宝宝喝一些热水，或者进食一些富含纤维素的水果和蔬菜。也可以陪宝宝耐心地坐在马桶上，和宝宝说说话，讲讲故事等，慢慢帮助宝宝形成独立排便的习惯。

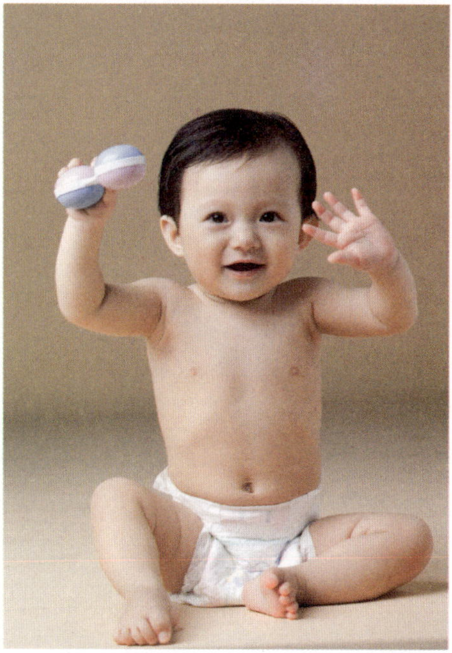

三、感冒

症状：鼻塞、流涕、咳嗽、嗓子疼、眼睛发红、身体发热，以及食欲下降、感觉疲倦，甚至呼吸困难。

按摩步骤：

①妈妈用双手拇指指腹由宝宝的眉心轻柔地往眉梢方向分推 30—50 次。再以同样指法由宝宝眉心向上滑按至发际 30—50 次。最后，将拇指置于宝宝的太阳穴处，轻柔地旋推 30—50 次。

②用双手拇指指腹从上往下轻轻

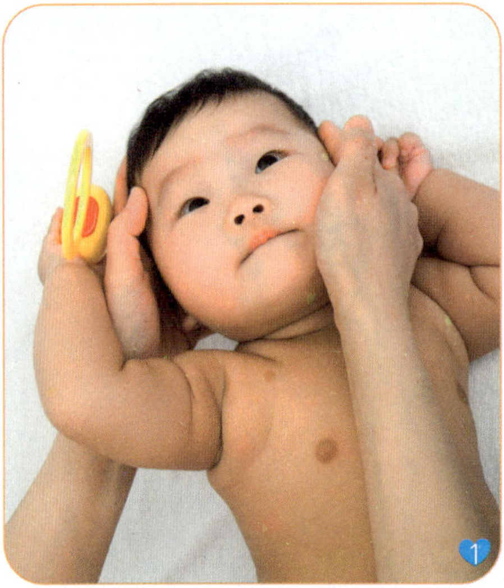

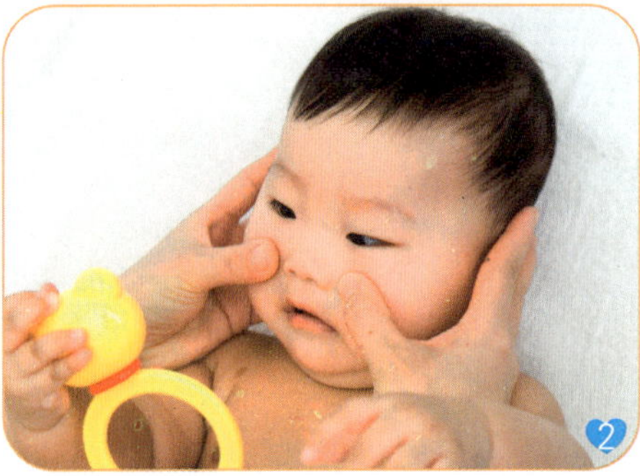

滑按宝宝由鼻梁至鼻翼两侧的位置，10—15 次。然后用双手食指、中指轻轻按揉宝宝鼻翼两边 20—30 次。

③将双手拇指按在宝宝胸部上方的中央线，沿胸骨柄向下轻轻推揉，随后顺势沿着宝宝的肋骨推向上腰部两侧，重复 5—10 次。

④将双手置于宝宝两侧腋下，然后轻轻抚摩宝宝上身两侧腰腹交接处，5—10 次。接着，双手扶住宝宝的双肩，用拇指指腹旋转着按揉宝宝喉咙两侧的肌肉，重复 5—10 次。

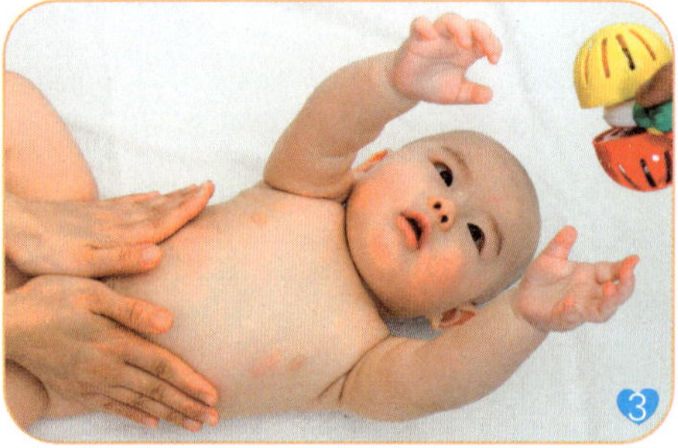

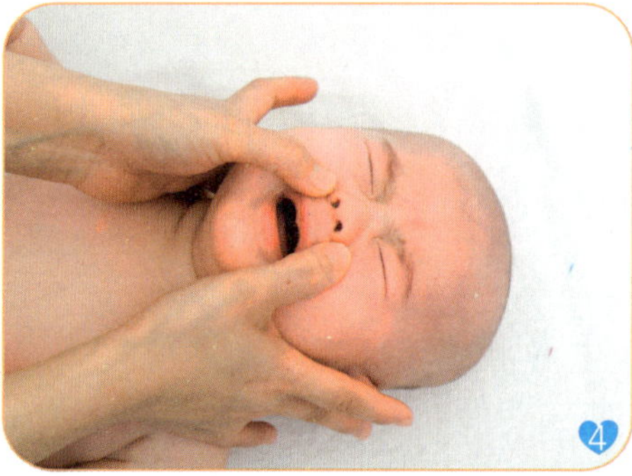

贴心话

宝宝感冒时，很容易流鼻涕和鼻塞，这时除了按摩法以外，还可以给宝宝泡泡热水澡，泡澡能够缓解鼻塞的症状。同时，还要注意均衡地为宝宝补充营养，安排好睡眠，这样才能尽快让宝宝恢复健康的身体。

四、发烧

症状：嗜睡、体温上升、呼吸困难以及头部僵硬等。

按摩步骤：

①在毛巾上蘸温度 32℃—35℃，浓度 30%—50% 的酒精，从宝宝的颈部开始按照从手臂外侧至手腕、前臂内侧，再到手心、手背、臀部、双腿、脚心的顺序轻擦。注意擦拭的时候要轻轻拍打宝宝的后背，并揉搓脚心 3 分钟左右，将身体热度引到脚下。

②用拇指和食指夹住宝宝的无名指尖，向下推至指根 100 次以清肺经，再点按冲阳穴 5 分钟。

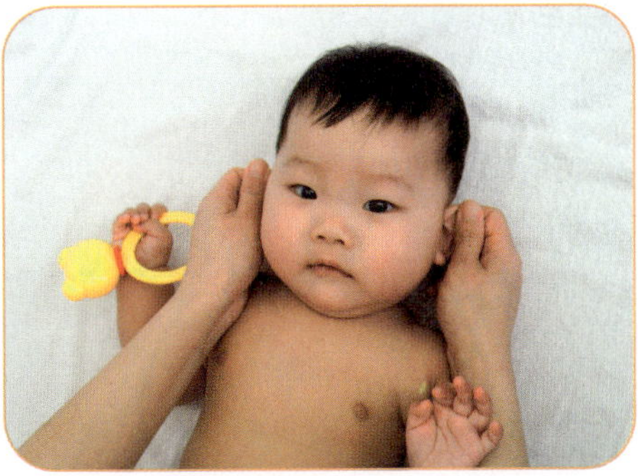

③让宝宝平躺在床上，用手指指腹从宝宝的印堂穴向上推至发际处，持续 2 分钟，然后用拇指蘸取少量冰水，推天河水 50 次。

④将右手四指并拢点按宝宝左手合谷穴 1 分钟；然后用拇指指甲垂直按在鱼际穴，一紧一松地按压 3 分钟左右；最后用食指按揉宝宝手腕两侧的列缺穴各 2 分钟。

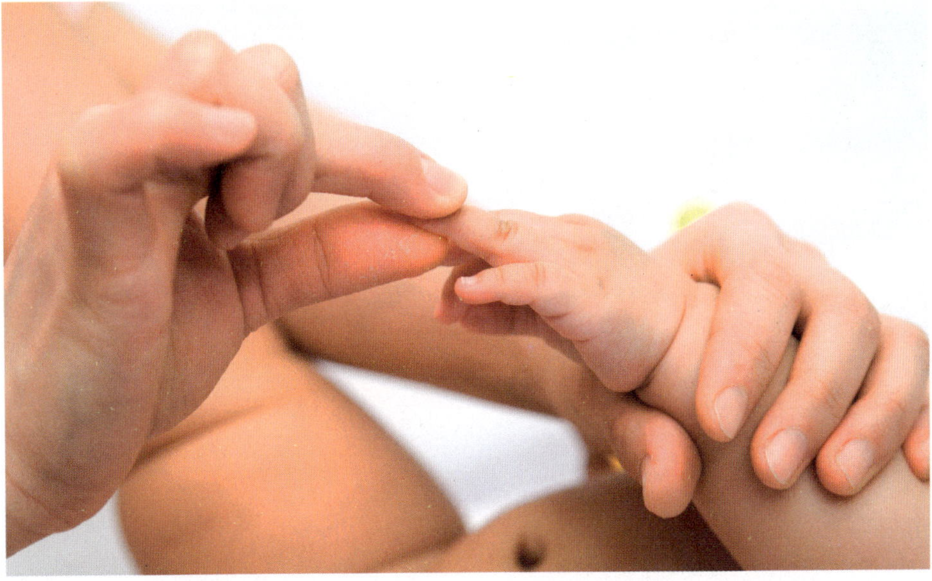

贴心话

在宝宝发烧时，为宝宝做按摩之前用酒精或温水擦拭宝宝的身体，能够刺激血管扩张，促进体热发散。对于掌心、肘部、腋下以及腹股部、脚心等部位擦拭的时间应该稍微长一些，能够有效提高散热效果。

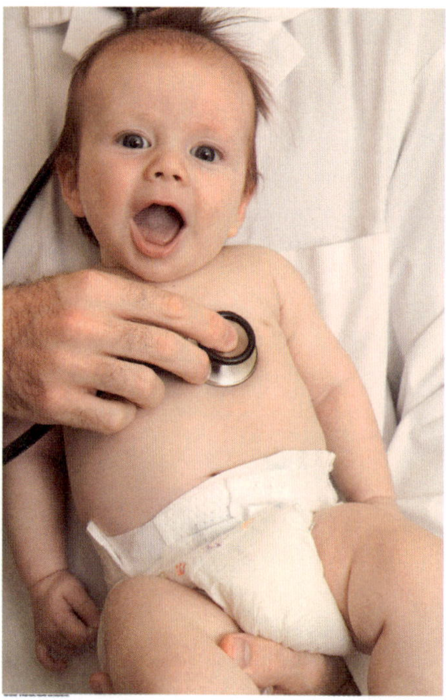

五、咳嗽

症状：主要是咳嗽，干咳少痰或是咳嗽痰多，同时伴有鼻塞、发热、面色疲倦及胸闷气短等症状。

按摩步骤：

①让宝宝俯卧在床上，用双手拇指指腹交替推大椎穴至后颈发际处 50 次，然后按揉该穴 30 次。

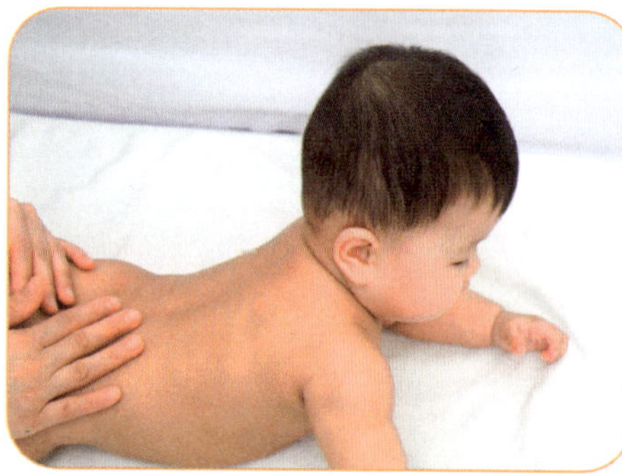

②以双手小鱼际为中心按揉宝宝背部的肺俞穴和脾俞穴 3 分钟，然后向身体两侧分推肩胛骨 50 次。

③让宝宝仰卧在床上，用拇指按揉天突穴 50 次。然后将双手叠放，置于宝宝腹部，拇指按在胸口膻中穴，以拇指为中心在点按膻中穴的同时按揉宝宝的小腹，持续 1 分钟。最后，拇指相对，四指分开自宝宝胸骨第一到第四根肋骨处向外分推至腋中线，持续 3 分钟。

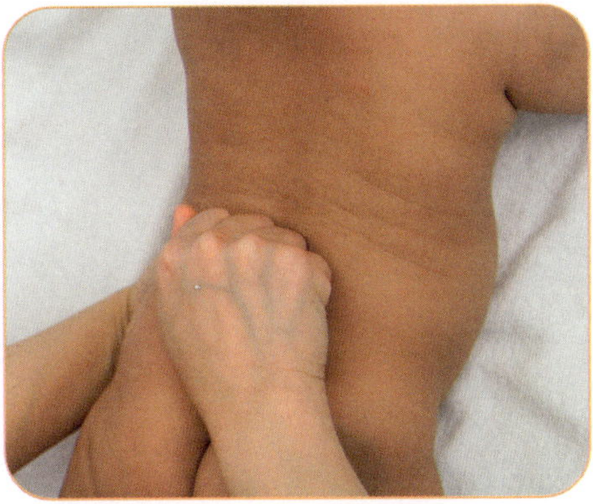

④用拇指指端按揉和弹拨宝宝的足三里穴和丰隆穴 1—3 分钟。

贴心话

宝宝咳嗽时，父母可以抱着宝宝用空掌轻拍他的背部。如果拍到某处时，宝宝的咳嗽突然加剧，说明痰液可能沉积在这个部位，此时可以重点按摩这里，帮助排出痰液。

六、厌食

症状：不思纳食、拒绝喂食或者食之无味，容易出现面色无光、体形消瘦的情况。

按摩步骤：

①用拇指螺纹面沿着宝宝的拇指、食指外侧边缘从指尖推向指根 50—100 次。然后让宝宝掌心向上，用食指和中指指腹从宝宝肘关节内外两侧直推至腕关节，各 50 次。

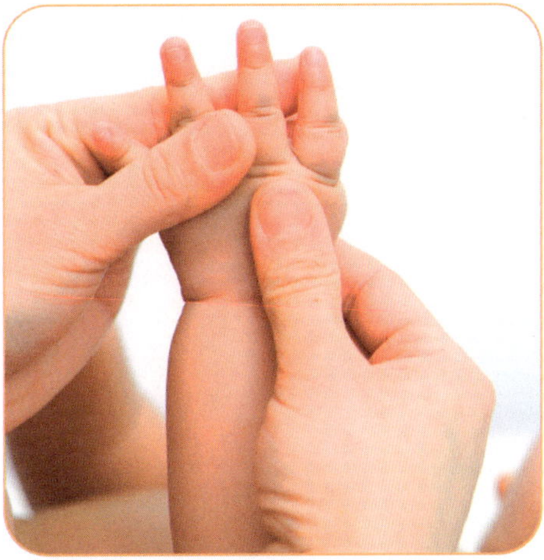

②用中指点按法作用于宝宝的劳宫穴、大鱼际以及板门穴各 50—100 次，然后按照顺时针方向按揉宝宝内八卦穴 50 次。

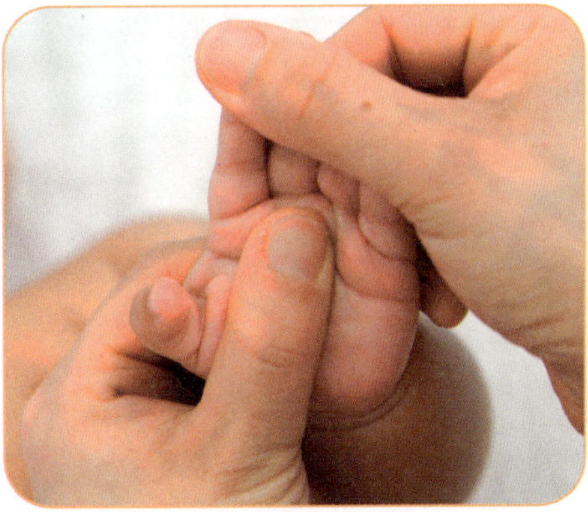

③以手掌大鱼际为中心，按顺时针、逆时针方向在宝宝腹部的中脘穴、天枢穴各揉3分钟，随后从腹部中央向两侧分推50次。最后用中指指端以宝宝的呼吸频率为节奏，按揉位于锁骨中央的天突穴30次。

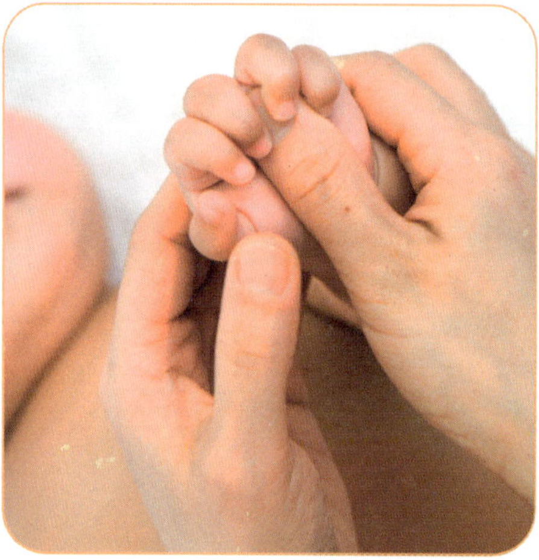

④妈妈将手搓热，让宝宝俯卧在床上，将手置于宝宝的腰眼处停留片刻，然后稍微用力向下推至长强穴50—100次。然后双手握拳，用拳眼或拳背旋转按摩宝宝的腰眼处3分钟。

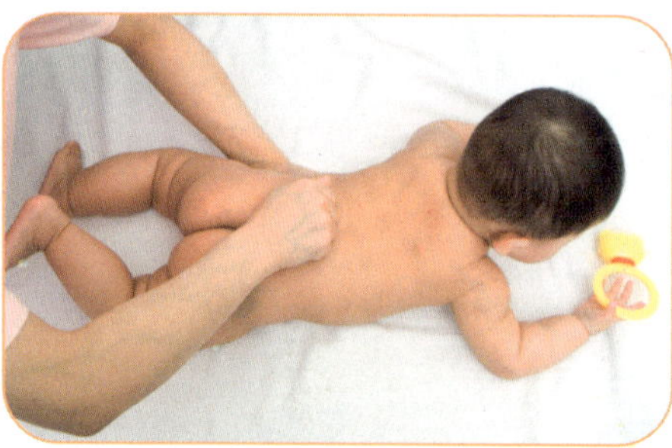

⑤沿着脊椎从上到下抚摩宝宝的背部几次，然后从颈部至尾骨处捏宝宝脊椎上方的皮肤，重复第二遍时，可以捏三下将皮肤向上提一下。可以多重复几次。

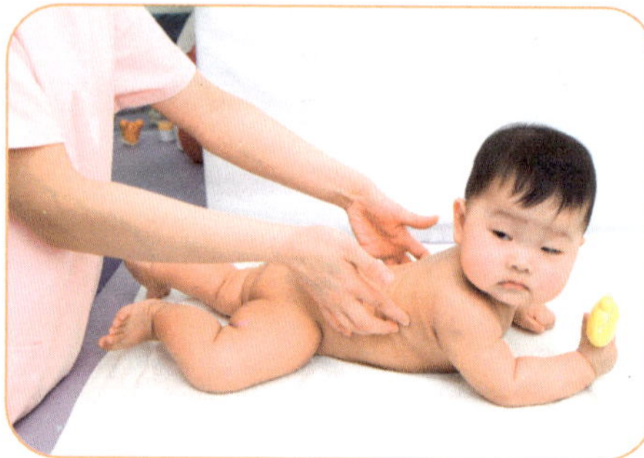

⑥用按揉法作用宝宝背部的脾俞穴和胃俞穴各1分钟，然后点揉足三里穴和涌泉穴各100次。

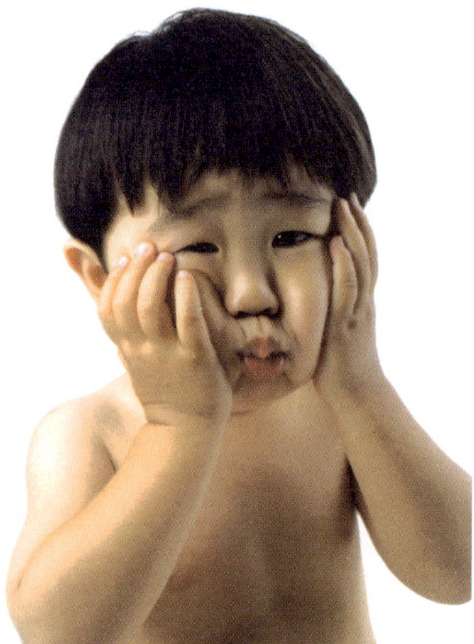

七、腹泻

按摩部位：腹部、背部、腿部。重点按摩中脘穴、天枢穴、神阙穴、气海穴、关元穴、足三里穴、脾俞穴、胃俞穴、大肠俞穴、长强穴以及七节骨。

按摩步骤：

①宝宝平躺在床上，妈妈将双手叠放于宝宝腹部的气海穴，以逆时针方向旋转按揉腹部周围 50 次。然后用食指、中指指端以逆时针方向旋转按揉宝宝的神阙穴、天枢穴、气海穴、关元穴各 50 次。

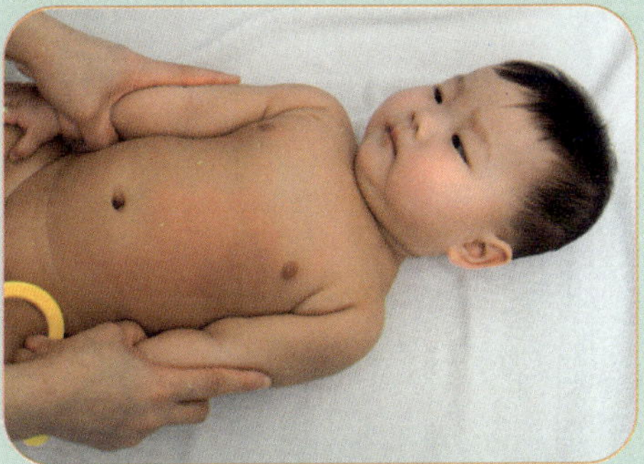

②帮助宝宝俯卧在床上，用拇指、食指、中指一起捏紧宝宝的背部皮肤和肌肉，从腰部自下而上一紧一松捏按，每捏揉 3 次向上提拉 1 次。

③用手掌根部或拇指由宝宝的七节骨向长强穴推 50 次，并按揉该穴 50 次。

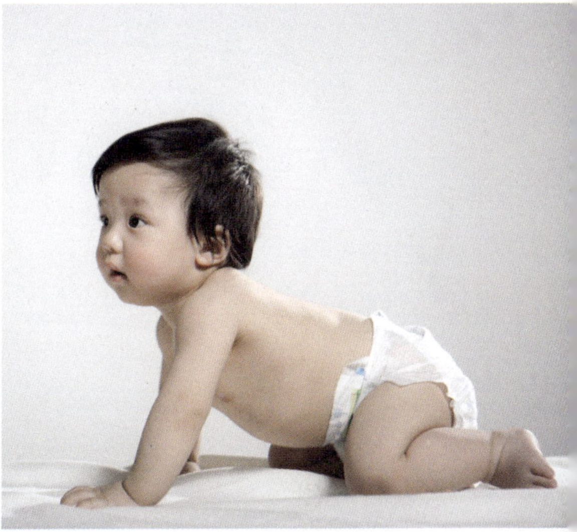

④按揉宝宝背部的脾俞穴、胃俞穴以及大肠俞穴各 1 分钟，然后用拇指掐按两侧足三里穴 2 分钟。

贴心话

背部有与内脏关联的穴位，所以按摩宝宝的背部具有调理肠胃、治疗腹泻的作用。由于按摩时逆时针为补、顺时针为泻，所以治疗腹泻时，应当以逆时针按摩为主。

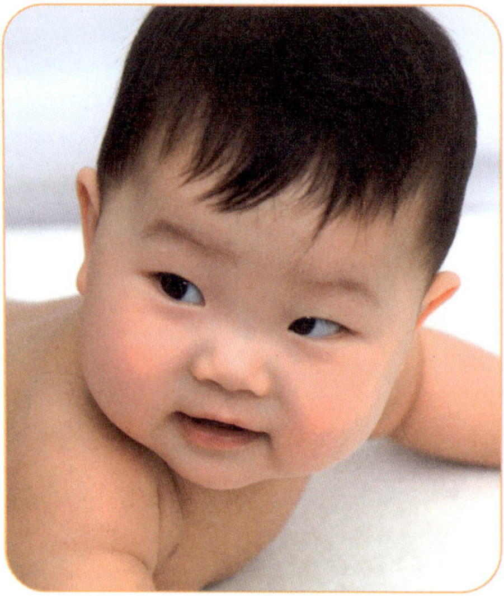

八、遗尿

症状：轻则数夜遗尿1次，重则每夜遗尿多次。长期患遗尿症的宝宝可能会出现食之无味、精神不振、面色萎黄的症状。

按摩步骤：

①宝宝俯卧在床上，妈妈用拇指指端点按宝宝尾骨与肛门之间凹陷处的长强穴50次，然后用拇指指腹推揉两侧的三阴交穴、太溪穴30次。

②将宝宝抱在怀里，用一只手以小鱼际为中心自下向上推宝宝的七节骨50次。

③让宝宝仰卧在床上，用掌心逆时针按揉宝宝的气海穴、关元穴3分钟。然后用拇指点揉关元穴、中极穴1分钟。

④握住宝宝小指，由上向下推肾经50次。然后，掐按位于宝宝小指第

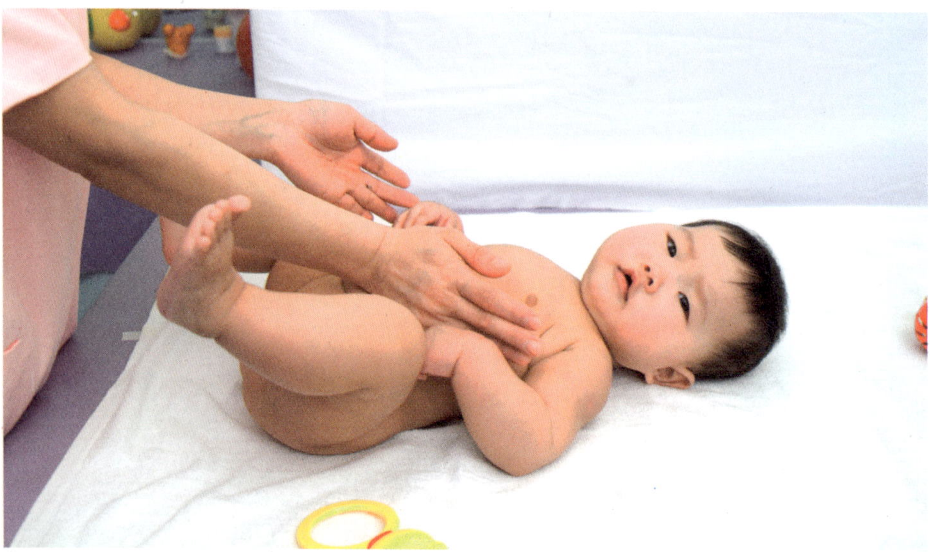

二关节掌侧横纹中点处的夜尿点10次。

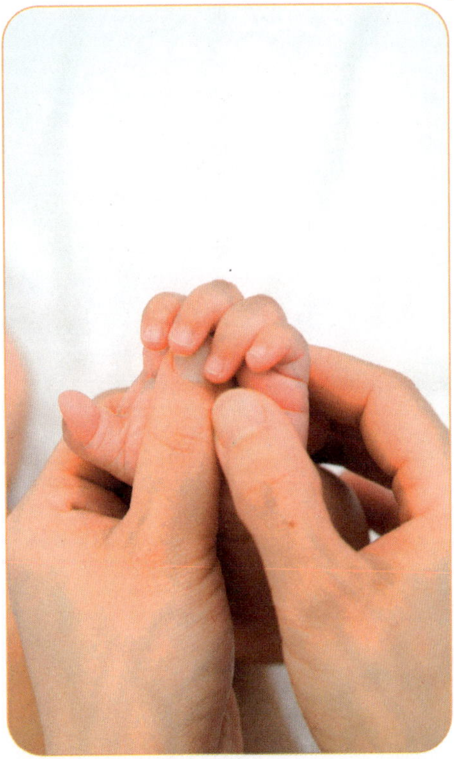

贴心话

宝宝遗尿主要是由于习惯不良或是体质虚弱导致的，与肾、膀胱有密切的关系。连续按摩10次左右，病情就会有所好转，此时可以继续按摩数次以巩固疗效。

宝宝抚触按摩问与答

Question 1

宝宝出生后就可以做抚触和按摩了吗?

宝宝刚出生的时候，身体比较脆弱，各个器官和骨骼都没有发育完全，所以在按摩的时候无论是力度还是动作幅度都应当非常轻柔，随着宝宝的成长可以逐渐加大。为宝宝按摩的时候，应当在专业的幼儿按摩师的指导下进行，可以由专业按摩师为您的宝宝定做按摩课程。

Question 2

抚触对宝宝智力发展有用吗?

专家进行了一次实验，对成年人进行持续五周的抚触按摩，每周两次，每次 15 分钟。研究结果显示，接受过抚触按摩的人数学运算能力明显增强，速度加倍并且错误减半。在其他针对儿童的研究实验中，也发现了抚触能够有效增强儿童反应速度的现象。

Question 3

宝宝按摩一次要多长时间?

婴幼儿按摩与成人按摩不同，并不是按照时间长短来认定是否有效果，而是依照宝宝的需要来具体设定。宝宝想要多久的抚触按摩，有经验的父母能够从宝宝的表情和动作中发现。如果宝宝表现出厌烦甚至是想哭的情绪，父母就不要勉强进行抚触按摩，这样不仅起不到抚触本身的效果,反而会有反作用。

Question 4

抚触一定要抹婴儿油吗?

婴儿油纯正温和，属于没有刺激作用的润滑剂，也是一种天然且纯净的矿物油，是给宝宝做抚触时的理想用品。尤其是初生的婴儿，他们的皮肤缺乏角质层的保护,特别的娇嫩,任何粗糙的触摸,都会使宝宝感到不适,甚至引发惊恐,如果导致皮肤破损,还会招致细菌感染。父母在给宝宝做抚触的时候，可以将婴儿油涂在手上，这样就可以在抚触者的手和宝宝皮肤之间形成一层保护膜,起到滋润、清洁、保护的作用,使宝宝在接受抚触的时候感到更加舒适。

Question 5

为宝宝做抚触和按摩时可以用精油吗?

精油在成人身上的运用范围非常广泛，但是如果想要用在皮肤娇嫩的宝宝身上，一定要非常谨慎。由于市面上精油的种类繁多,质量参差不齐,父母在选购时最好非常了解精油的品性，同样也要了解精油与基础油的混合比例。其实,给宝宝做抚触按摩并非一定要用精油，不含香味的天然冷压植物按摩油，或者是最普遍的婴儿专用油都可以用来为宝宝按摩。对于嗅觉敏感的宝宝来说，基础油淡淡的香气已经是足够的刺激，如果选用有清淡植物香气的按摩油为宝宝抚触按摩，能起到很好的舒缓效果。

Question 6

什么季节都可以帮宝宝做抚触和按摩吗？

给宝宝做抚触按摩的时候，没有特定的季节要求，所以一年四季都可以。宝宝可以穿着衣服接受抚触，也可以脱了衣服。但需要注意的是，如果要为宝宝做全身按摩的话，室内温度最好保持在28℃左右，湿度也要适中。最好选用比较小的房间，这样可以免除宝宝受凉感冒的危险。在按摩的时候，可以按摩到哪里才脱掉哪里的衣服，以避免让宝宝着凉。

Question 7

按摩时怎样了解宝宝的感受？

在宝宝接受抚触按摩的时候，父母可以通过宝宝的呼吸来判断他是否享受您的按摩。如果宝宝的呼吸越来越深，也越来越慢，就说明宝宝通过按摩，放松了身体、舒缓了精神。此外，也可以通过观察宝宝的面部表情、身体动作、姿态和他的声音来判断。在按摩过程中如果宝宝开始哭闹，说明他不喜欢按摩，或是需要暂停，这时父母一定要遵从宝宝的意愿，不要强行按摩。

Question 8

什么时候帮宝宝按摩比较好？

为宝宝挑选合适的按摩时间是非常重要的。一般来说，在宝宝刚睡醒或是睡觉前，以及精神充足，不饿也不累的时候进行抚触按摩比较合适。重要的是，父母应该学会在日常生活中随时随地用抚触的方式与宝宝互动，让父母能够用这种方法帮助宝宝平稳情绪，调整身心，同时建立良好的亲子依恋关系。

Question 9

什么时候不方便帮宝宝按摩？

给宝宝做抚触按摩的时候，最重要的是要让宝宝舒服并得到满足。一般来说，在宝宝感到困倦、喂食后半小时之内，以及正在哭闹的时候都不要为宝宝按摩，只有在宝宝心情愉快的时候为他做抚触按摩，才不会让宝宝感到排斥或是反感。当宝宝生病的时候，最好依据具体病症来决定是否帮宝宝按摩。如果是一般的小感冒，或是长牙、便秘等小病痛，按摩能够起到一定的舒缓作用；而当宝宝发烧、呕吐、腹泻、皮肤发炎、感染，或是骨折、患有宝宝黄疸等，应当及时去医院治疗，并暂时不要为宝宝按摩。同时，在预防针注射完成后的48小时内，也不要为宝宝按摩。

Question 10

宝宝有湿疹可以做抚触吗？

湿疹是比较常见的儿童皮肤炎症，如果只是脸上有几粒，在做抚触时就要特别当心，因为生湿疹的宝宝皮肤大多比较敏感，容易出现过敏反应，发现后要立刻停止抚触，并到医院接受皮肤科的治疗。假如宝宝的湿疹是渗出型的，而且面积比较大，在脸上、额头，甚至胸部、背部都有湿疹，就千万不要给宝宝做抚触。此时父母应当合理调整宝宝饮食，同时减少对皮肤的刺激，并到医院接受医生的治疗和药物处理。

Question 11

除了父母，他人还可以帮宝宝按摩吗？

给宝宝做抚触按摩对于亲子关系的建立有着非常积极的作用，所以最好由宝宝的父母来做。其次，别的重要亲人如爷爷、奶奶、姥姥、姥爷也可以做。但如果是外人，如保姆，在为宝宝做抚触按摩的时候，必须要得到父母的同意。

附录二

妈妈会做的日常抚触特别派送

①面部

帮助宝宝抚触面部，不仅可以舒缓宝宝面部的肌肉，还可以帮助宝宝醒脑、明目。

a.眉毛

抚触者将双手置于宝宝的面部上，两根拇指水平地放在宝宝的眉毛上面，其他的四根手指放在宝宝的头部后面。抚触者的拇指逐渐从眉毛的顶端水平地按摩到太阳穴上方，整个抚触过程抚触者动作应轻柔小心，速度应该以慢速为主，并随时注意宝宝的情绪，千万不要强制帮宝宝抚触。

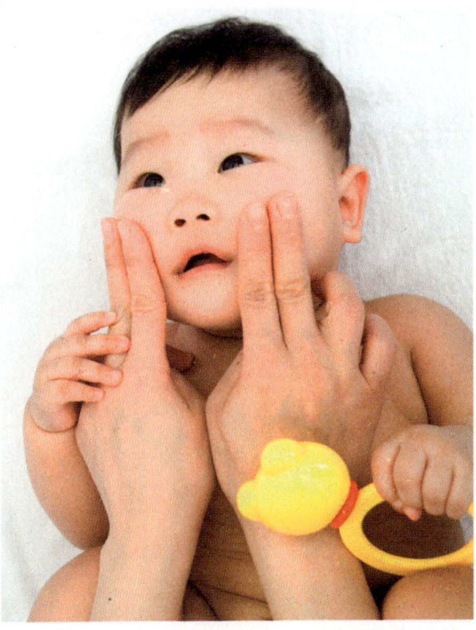

抚触者还可以将动作延续到耳后的淋巴结，向下滑动至颈部，最后结束整个动作，可以重复3—5次。

b.鼻子

抚触者将双手置于宝宝的脸部两侧，将双手拇指放在宝宝鼻子的两侧，其他的四根手指挡在宝宝的头部后面。抚触者将双手拇指沿着鼻子的两侧向下滑动，滑动至宝宝的脸颊，再沿着水平方向滑过宝宝的颧骨，最后推压到耳后停止动作。整个抚触过程中动作应轻柔，速度以中速为主，重复3—5次。

②胸部

帮助宝宝按摩胸部，可以促进血液循环，舒展胸部的肌肉，扩张胸式呼吸。

a.胸大肌

抚触者的两只手放在宝宝的胸前，将手摊开，手心向下。手部从宝宝的胸下方向上滑动，指尖轻轻地抚摩宝宝的胸部，向上推动，推至宝宝的胸口时，即双手指尖碰触到宝宝的锁骨

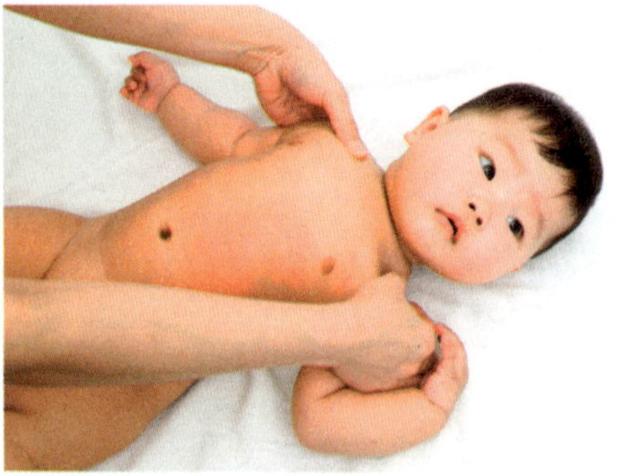

时，再将两手分别向左右两个方向滑动，沿着宝宝的身形，逐渐推按至肩胛骨。可重复4—5次。整个抚触过程的速度还是以慢速为主，抚触力度可以稍稍大一些。

b.扩胸运动

抚触者将宝宝的手臂拉开，向两侧伸展，拉伸宝宝的手臂，再将宝宝的手臂交叉，放在胸前，左臂放在上面。再将宝宝的手臂拉开，稍等一会儿将手臂再度交叉，这次换右臂放在上面。整个抚触过程的速度还是以慢速为主，抚触力度可以稍稍大一些。可重复4—5次。

③背部

a.捏脊

捏压宝宝背部的脊椎，能够有效地强化脾功能，从而促进宝宝消化功能的发展，增加宝宝的食欲。

让宝宝俯卧在床上，抚触者双手食指弯曲，指背向下放在位于宝宝脊椎最下端的长强穴，用指背施力，顺着脊椎的方向从脊椎两侧向上推捏，使宝宝的背部皮肤起褶皱，分3次将指背推至位于颈椎下隆起处的大椎穴，可以重复3次。需要注意的是，捏脊法的力度稍重，速度适中，抚触过程中要细心观察宝宝的反应，如果宝宝因为不适应而开始哭闹，此时可以由其他人在身边逗弄宝宝，或者给宝宝准备几个他喜欢的玩具，以吸引宝宝的注意力。

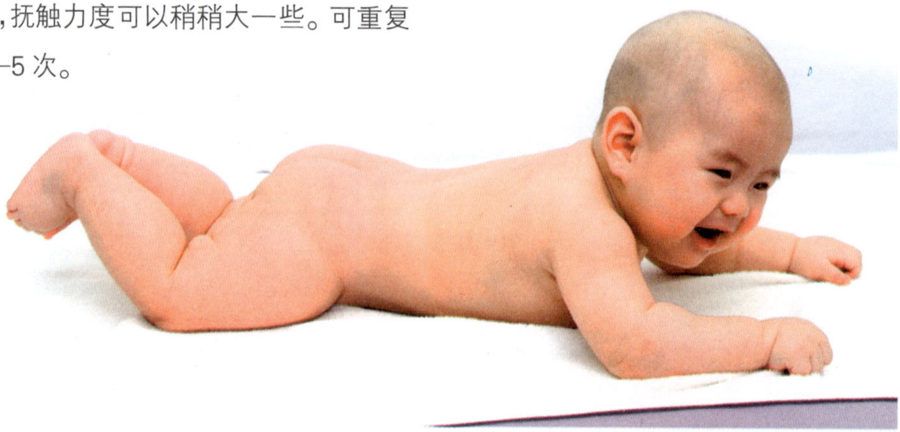

b.按脾俞、胃俞

完成捏脊后可以紧接着为宝宝按摩脾俞和胃俞。用双手拇指按压脾俞和胃俞2分钟左右，力度适中即可。脾俞位于宝宝两侧胸廓下缘向中央部的连线，与脊椎的交点两侧的肌肉；胃俞则是在胸廓中央部向中连线至脊椎两侧的肌肉。

c.按肾俞

肾俞位于第二腰椎下脊椎两侧，妈妈可以将双手拇指横放在脊椎两侧分开，按压3次左右，力度适中即可。

④腹部

帮助宝宝做腹部运动，可以促进肠道蠕动，帮助宝宝增强胃肠功能，预防便秘。

抚触者将双手放在宝宝的肚子上，手指展开，手心向下，将左手直接贴放在宝宝的腹部，右手轻轻地放在左手上，两只手一起滑动，先顺时针揉向腹左上部，再依次到腹右上部，之后是腹右下部和腹左下部。整个抚触的过程可稍稍加大抚触的力度，速度以慢速为主，可重复3—5次。

⑤手臂

a.搓揉手臂

帮宝宝抚触手臂，可以促进宝宝的血液循环，运动手臂的肌肉。

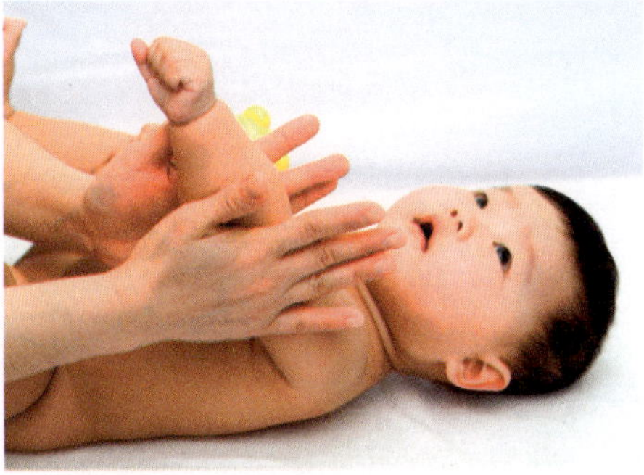

抚触者将双手放在宝宝的身上，左手将宝宝的手指握住，右手握住宝宝的手臂，拇指在下，另外四指环住宝宝的手臂。抚触者转动自己的腕部，带动双手在宝宝的手臂上转动，从宝宝的腕关节抚触到宝宝的肩部，再从肩部回到腕部，至此完成一个抚触过程。整个的抚触过程保持适当的速度，要轻柔小心，因为抚触者的手心与宝宝的手臂全面接触，要小心用力过度而伤害到宝宝柔嫩的肌肤。

b.挥动手臂

帮助宝宝挥动手臂，可以锻炼宝宝的肩关节、肘关节和腕关节，促进身体的进一步灵活。

抚触者将双手放在宝宝的手臂上，将宝宝的手臂从身体两侧举起，以宝宝的肩部为中心，向前转动宝宝的手臂一周，最后手臂回到身体的两侧，至此为一个抚触过程，左右手臂可各转动3—5次。整个抚触过程的速度以中速为主，挥动手臂的时候用力应根据宝宝的身体情况来决定，小心拉住宝宝。

⑥手部

a.搓手背

搓宝宝的手背，可以对宝宝的神经疏通起到刺激作用，并促进手部的血液循环，加强肌肉运动。

抚触者的双手握住宝宝的小手，将宝宝的手背向上，抚触者用自己的拇指、无名指和小指夹住宝宝的小手，食指和中指放在宝宝的手下，两手的拇指放在宝宝的手背上上下地搓揉，左右拇指各搓揉 20 次。整个抚触过程的速度应该保持中速，可稍稍用力，但要小心搓伤宝宝的肌肤。

b.转动搓手指

对宝宝的手指进行抚触，可以为锻炼宝宝的手指精细动作作好准备。

抚触者将双手放在宝宝的手上，用拇指、食指、中指轻轻捏起宝宝的手指，一根一根来，从大拇指抚触到小手

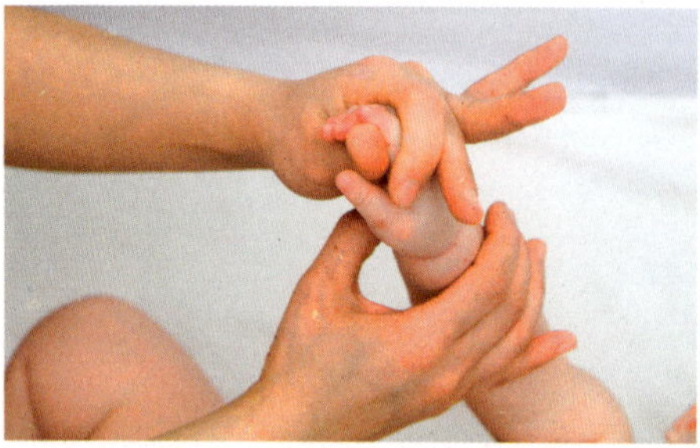

指，从手指的根部转动着搓到手指尖，每个手指抚触 3—5 次。整个抚触过程抚触者用力要小一点，速度保持中速即可。

c.搓手心

对宝宝的手心进行抚触可以对手心的各个穴位进行刺激。

抚触者的双手握住宝宝的小手，将宝宝的手心朝上，抚触者用左手从后面固定宝宝的小手，另一只手的拇指放在宝宝的手腕处，以此固定，用食指在宝宝的手心沿着宝宝的手掌顺时针地搓动。整个抚触过程中要注意抚触的力道，稍稍用力即可，速度以中速为主，左右手各搓 20 次。

⑦腿部

a.弯曲膝盖

对宝宝膝盖进行抚触，可以帮助宝宝增强膝盖力量，为日后的爬行打下基础。

让宝宝保持仰卧位，抚触者握住宝宝的双腿，先用左手将宝宝的右腿膝盖屈起，向宝宝的腹部推近，直到宝宝的腹部与大腿贴近，将右腿恢复原状，再换成左腿，抚触者用手推进宝宝的左腿，双腿重复运动 3—5 次。整个抚触的速度应该保持中速，抚触的力度也要适中。

b.双腿外展

宝宝的双腿外展可以帮助宝宝活动腿部的肌肉，对髋关节的活动性也有较好的促进作用。

让宝宝保持仰卧位，抚触者将双手放在宝宝的腿部，先将宝宝的双腿向上推动，当膝盖弯曲后，慢慢地握住宝宝的膝盖，向外扩展，轻轻地用力，再恢复原位。

c.双腿上举

对宝宝的腿部进行抚触可以增强宝宝的腿部运动，强健筋骨。

让宝宝保持仰卧位，抚触者将自己的双手放在宝宝的小腿处，拇指放在宝宝的小腿肚上，另外四只手指放在小腿上面，手指用力向上提起宝宝的小腿，将腿放下，再举起，可重复3—5次。这个动作比较激烈，要小心不要弄伤宝宝。

⑧脚

a.按脚心

脚底是全身穴位汇集的部位，经常为宝宝按脚心能够促进宝宝全身各器官功能的发展，有利于宝宝成长。

让宝宝仰卧在床上或者软垫上，妈妈将右手拇指放置于宝宝的脚跟处，以拇指为轴心，用食指在宝宝脚心内外沿顺时针搓动，左脚24下，右脚

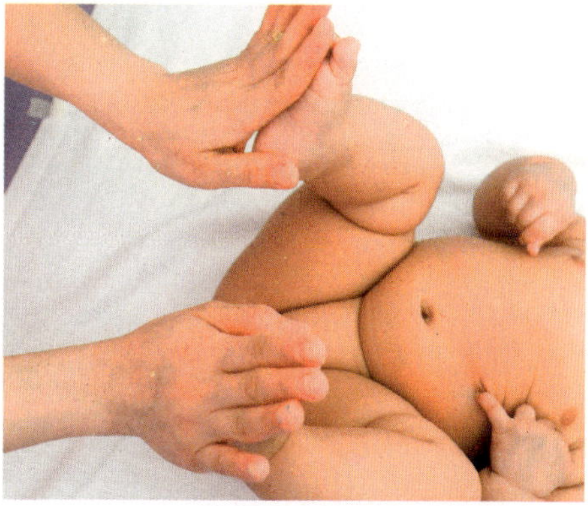

16下，力度、速度均适中即可。

b.按脚背

经常给宝宝按摩脚背能够起到促进血液循环，灵活肌肉的作用。

宝宝保持仰卧位，妈妈将双手食指、中指放置于宝宝脚底，无名指、小指放置于宝宝脚背，四只手指配合轻轻夹住宝宝的小脚，双手拇指以横向上下搓动宝宝脚背。左脚24下，右脚16下。

c.搓转脚趾

宝宝保持仰卧位，或者背靠妈妈抱在怀里，妈妈用拇指、食指、中指轻轻拿起宝宝的一根脚趾，三根手指轻轻施力搓转宝宝的脚趾跟至脚趾尖，每个脚趾都要搓一遍。由于宝宝的皮肤比较敏感，所以为宝宝抚触脚趾的时候力度应当轻柔，妈妈可以一边跟宝宝说话，一边随意地揉搓宝宝的脚趾，可以达到很好的效果。

附录三

宝宝抚触按摩常用穴位图

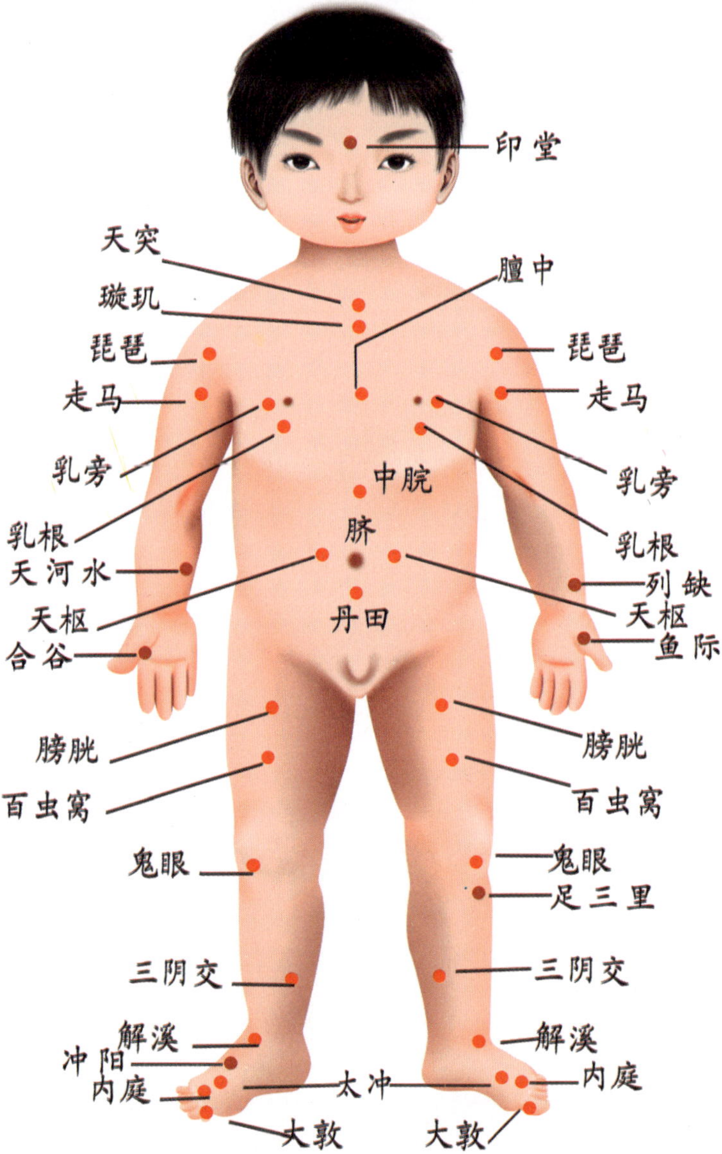

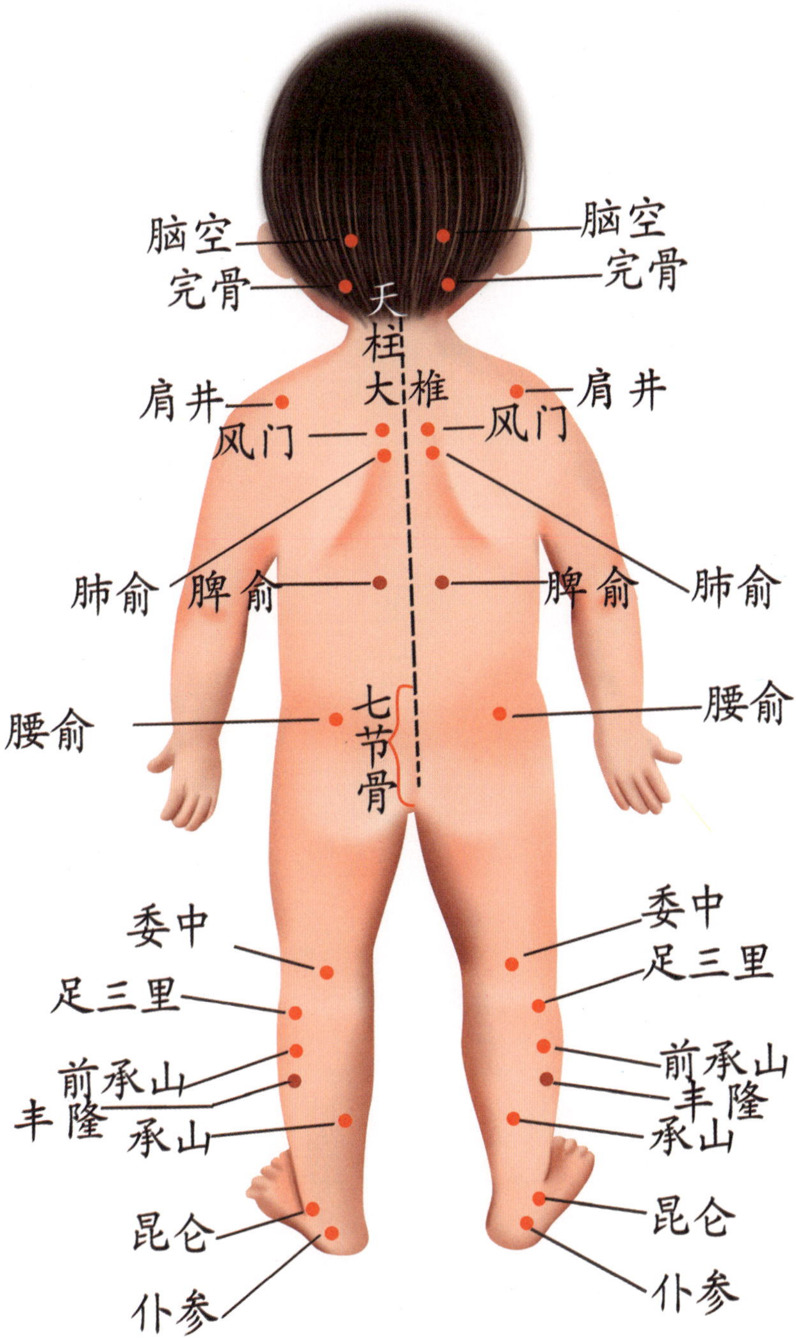
脑空
脑空
完骨
完骨
天柱
大椎
肩井
肩井
风门
风门
肺俞
脾俞
脾俞
肺俞
腰俞
七节骨
腰俞
委中
委中
足三里
足三里
前承山
前承山
丰隆
丰隆
承山
承山
昆仑
昆仑
仆参
仆参

附录四 宝宝各时期发育基本水平参照

1—12 个月的宝宝

	大运动	精细动作	适应能力	语言	社交行为
宝宝 1 个月	此时的宝宝可以拉着大人的手腕坐起，头可竖直 2 秒钟	此时的宝宝可以触碰自己的手掌，还会紧握拳头	眼球可以跟着红球稍有移动，对声音会产生反应	自己可以发出细小的声音	眼睛会追随在他跟前走动的人
宝宝 2 个月	此时的宝宝可以拉着大人的手腕坐起，头可竖直 5 秒钟	此时的宝宝在俯卧时可以将头抬离床面，可将手中的拨浪鼓留握片刻	此时的宝宝可以马上对大玩具产生注意力	会发出 a、o、e 等元音	对别人的逗引会产生反应
宝宝 3 个月	此时的宝宝在俯卧时可将头抬起到 45°，被大人抱直时头会保持稳定	此时宝宝的两手能握在一起，而且可以使手中的拨浪鼓停留 5 秒钟	眼睛跟着在眼前晃动的红球转动 180°	自己可以笑出声	宝宝会表现出可爱的模样，见人会露出笑容
宝宝 4 个月	此时的宝宝在俯卧时可将头抬到 90°，在父母扶住腋下时可站立片刻	此时宝宝的双手可以摇动并用眼睛注视拨浪鼓	此时的宝宝偶然会对玩具产生关注，并会寻找声源	此时可以高声叫，并开始咿呀做声	能够辨识亲人
宝宝 5 个月	此时大人轻拉宝宝的腕部即可让其坐起，宝宝在独坐时头身会向前倾	此时的宝宝可以抓住近处的玩具	此时的宝宝在拿住一个积木的同时，会注视另一个积木	可以对人和物发出声音	见到食物会变得兴奋
宝宝 6 个月	此时的宝宝可以俯卧翻身	此时的宝宝学会了撕纸，会摆弄桌上的积木	此时的宝宝可以用双手同时将两块积木拿住，在玩具失落时会自己找寻	宝宝在听到别人叫自己的名字时会转头	宝宝可以自己吃饼干，并会寻找用手绢挡脸的人的脸

宝宝 7个月	此时的宝宝可以自如地独自坐立	此时的宝宝会摆弄细小的玩具，可以在拿取一块积木的同时，再拿取另一块积木	会换手拿着积木，可以伸手去够远处的玩具	能够发出ba-ba、ma-ma的音节，但对象没有所指性	对镜子会产生游戏反应，能将生人分辨出来
宝宝 8个月	此时的宝宝可以用双手扶住物体站立起来	可以用拇指、无名指将小丸捏住；宝宝在手中拿着两个积木时，还会尝试着拿取第三个	此时的宝宝会持续用手去追逐玩具，还可以有意识地摇铃	会对声音进行模仿	能懂得成人面部表情的含义
宝宝 9个月	此时的宝宝学会了爬行，在大人拉双手时可以行走	此时宝宝的拇指和食指能捏住玩具	宝宝此时能从杯中取出积木并可以用积木对敲	会用手势表示欢迎和再见	能表达出“不要”的含义
宝宝 10个月	此时的宝宝可以拉住栏杆站起身来，并可以扶住栏杆行走	宝宝此时拇指、食指的动作已经变得熟练	宝宝可以将扣住积木的杯子拿掉，并能够自己玩积木；可以将盒内的东西找出来	可以对发语词进行模仿	宝宝可以懂得常见物的名称并学会表示
宝宝 11个月	此时的宝宝可以扶着物体蹲下取物，可以独自站立片刻	宝宝此时可以将包着积木的纸撕开	可以将积木放在杯中，并可以推玩具小车	可以有意识地发一个字音	知道“不”的含义，可以模仿拍娃娃的动作
宝宝 12个月	可以独自站立稳当，由大人牵着一只手时可以行走	可以试着将小球投到小瓶里	学会了盖瓶盖	叫妈妈、爸爸时会有所指，在父母要东西时知道给	在父母为其穿衣时知道配合

宝宝各时期发育基本水平参照

1—2 岁的宝宝

	大运动	精细动作	适应能力	语言	社交行为
1 岁 1—3 个月	宝宝现在可以直立行走，喜欢到处走走看看，好奇心很强	抓、拿的技巧得到发展，手指也越来越灵活	宝宝能把积木叠高到三块，喜欢拿笔在纸上乱画	这时的宝宝常常以词代替意思	宝宝这时与妈妈的关系非常亲近，喜欢自己“霸占”妈妈
1 岁 4—6 个月	宝宝这时很喜欢爬台阶，而且在下台阶的时候会用一只手扶着	宝宝这时可以自己拿杯子喝水了，但还不太稳，有时会把杯子里的水弄洒	宝宝学会单手牵着父母跳下台阶	宝宝能够说出的词汇多了，特别是双音节的词语，如“再见”、“谢谢”等	宝宝这个时候喜欢和小朋友们一起玩耍
1 岁 7—9 个月	可以自己拉着玩具行走，会倒退走；已学会跑，但有时会摔倒；双脚可以同时离地跳起；能独自上下楼梯、台阶	能够自己用勺子吃饭，会用杯子喝水，一般不会洒；能拿笔画线	宝宝这时能够自己控制大小便了，如果来不及告诉父母，尿湿裤子后会主动向父母示意	可以使用概念词和成人进行对话，如可使用上下、前后、里外、远近这样的词语	宝宝会对陌生人产生新奇的感觉，很愿意看小朋友们的集体游戏活动
1 岁 10—12 个月	宝宝握住小球时，手能高举过肩向前抛出。能不经成人示范即会摆动脚对准大球踢去	宝宝可以将珠子穿起来，还能用蜡笔在纸上模仿大人画的垂直线和圆圈	宝宝可以完成一些简单的要求并开始明白更复杂些的要求，能够马上找到换了两个地方藏着的玩具	宝宝能够迅速说出自己熟悉的物品名称，会说自己的名字，会说简单的句子，能够使用动词和代词，说话时还具有音调变化	父母如果让宝宝去做什么，他完全能够听得懂并且按照父母的意思去做

宝宝各时期发育基本水平参照

2—3 岁的宝宝

	大运动	精细动作	适应能力	语言	社交行为
2 岁 1—3 个月	这个时期的宝宝，走路稳，跑步快，会用双脚跳，也会向前跳，还能从矮的台阶上独立跳上跳下，并能站稳。有能跑能停的平衡能力，喜欢踢球	吃饭时喜欢学成人用筷子夹菜。用笔涂涂画画，画直线、画圆。喜欢玩套桶、套塔等	宝宝的记忆力有了很大进步，已经能够理解一些抽象的概念，例如今天和明天、快和慢、远和近等。会从 1 数到 10，甚至更多。喜欢问更多的“为什么”	能准确地说出自己和爸爸妈妈的名字、自己的年龄、性别，能记住家中各个人物的称呼，开始学会用代词称你、我。能说完整的句子	宝宝在这个年龄段喜欢模仿父母的行为。大多数情况下，宝宝希望取悦于父母，他会发自内心地想帮父母做一些家务
2 岁 4—6 个月	能单足站立，自己会扶栏上楼梯，一步一级交替上楼，下楼梯双足踏一台阶	能用积木造房子，可以用线穿上 1—3 个珠子，可以拼 2—4 块拼图	宝宝能认识几种不同颜色的物品，还能认识圆形、长方形、三角形和正方形	能够背诵几首唐诗；认识6—10 种水果，并能学会相应的英语单词	宝宝喜欢跟亲近的成人交往，也会逐渐对人产生同情感，首先是对周围的人，后来会对别的宝宝表示同情

	大运动	精细动作	适应能力	语言	社交行为
2岁 7—9个月	可以比较自如地调节自己的动作；会单脚站立；可以自由轻松地从楼梯末层跳下	可以双手动作协调地穿串珠，会用手指一页一页地翻书；会把纸折叠成长方形	穿鞋时能分清左、右；学习自己穿有扣子的衣服；能自己收拾衣物和玩具；喜欢听故事、看图书，能回答故事中提出的主要问题	能够学习背数到20，认识6—10种不同职业；穿鞋时能分清左右，能够说出家庭相册中的人、职业、工作地点；认识6—10个数字	宝宝会用简单句与人交往，不仅会用“你、我、他”等代词，还会用连词。所用简单句包括主语、谓语和宾语。所用词汇中以名词居多，动词次之；直接用名词陈述自己或别人的行为
2岁 10—12个月	快3岁的宝宝，自主性很强，能随意控制身体的平衡和跳跃动作。学会单脚蹦、会拍球、踢球、越障碍、走S线等	可掌握有目的地用笔、用剪刀、用筷子、折纸、捏塑等手的精细技巧	宝宝到这时候，已经能自己开关水龙头、洗手洗脸，吃饭时乐于为别人夹菜	语言流畅，能表达自己的意思，会讲故事，背诗词等，会编简单的谜语。学会复述经历，学会较复杂的用语表达	这时期的宝宝的好奇心强，喜欢提问，喜欢主动接近别人，并能进行一般的语言交往

附录五 0—3 岁宝宝体格发育表

月龄	体重(kg)		身长(cm)		头围(cm)	
	男	女	男	女	男	女
出生	3.39±0.45	3.28±0.35	50.8±2.0	49.8±1.8	34.5±2.8	33.4±1.4
1周	3.39±0.39	3.18±0.36	51.0±2.0	50.1±1.8	34.7±1.0	33.5±1.1
2周	3.55±0.43	3.40±0.38	51.8±1.8	51.2±1.8	35.5±1.1	34.2±1.3
3周	3.87±0.46	3.71±0.40	53.0±2.1	52.3±1.8	36.2±1.2	35.4±1.4
1	4.22±0.50	3.96±0.24	54.4±2.2	53.8±2.3	36.8±1.1	36.1±1.2
2	5.54±0.70	5.17±0.49	57.9±2.2	57.6±2.2	39.2±1.1	38.1±1.2
3	6.65±0.70	6.12±0.50	61.6±2.2	59.9±2.0	41.2±1.1	39.4±1.2
4	7.43±0.89	6.91±0.64	64.6±2.4	62.6±2.0	42.2±1.0	40.8±1.2
5	8.00±0.93	7.58±0.75	66.9±2.2	65.0±1.8	43.0±1.3	41.8±1.2
6	8.52±0.95	8.06±0.81	69.0±2.3	67.2±1.6	43.8±1.2	42.8±1.3
7	8.91±0.96	8.39±0.81	70.0±3.8	68.6±1.8	44.4±1.2	43.2±1.4
8	9.33±1.01	8.83±0.85	72.3±4.0	69.8±1.8	45.0±1.2	43.8±1.3
9	9.69±1.02	9.13±0.82	72.8±2.3	71.0±2.2	45.4±1.2	44.4±1.2
10	10.09±1.03	9.48±0.86	74.3±2.2	72.0±2.0	45.9±1.2	44.9±1.4
11	10.35±1.06	9.82±0.90	75.2±2.5	73.3±2.2	46.2±1.2	45.2±1.4
12	10.69±1.11	10.29±0.99	76.2±2.5	74.6±2.4	46.7±1.2	45.6±1.4
15	11.23±1.13	10.78±1.15	79.4±2.6	77.8±2.6	47.2±1.2	46.3±1.4
18	11.56±1.23	11.02±1.48	82.5±2.8	81.4±2.7	47.7±1.1	47.4±1.6
21	12.34±1.65	11.88±1.66	84.6±2.9	84.0±2.4	47.8±1.4	47.5±1.6
24	13.09±1.40	12.65±1.26	87.2±2.6	86.0±1.4	49.1±1.4	47.8±1.8
27	13.63±1.28	13.43±1.37	90.9±3.6	89.4±3.4	49.4±1.4	48.6±1.6
30	14.28±1.44	13.96±1.44	92.2±3.6	91.7±3.1	49.6±1.6	48.9±1.6
33	14.87±1.55	14.55±1.54	93.9±3.2	93.6±3.0	49.6±1.4	49.1±1.0
36	15.04±1.56	14.83±1.54	96.3±3.4	95.7±3.2	50.1±1.5	49.1±1.6

附录六　预防接种疫苗程序参考表

免疫月(年)龄		接种疫苗	可预防的疾病
基础免疫	出生	卡介苗	结核病
		乙肝疫苗	乙型肝炎
	1月龄	乙肝疫苗	乙型肝炎
	2月龄	脊髓灰质炎疫苗	脊髓灰质炎
	3月龄	脊髓灰质炎疫苗	脊髓灰质炎
		百白破混合疫苗	百日咳、白喉、破伤风
	4月龄	脊髓灰质炎疫苗	脊髓灰质炎
		百白破混合疫苗	百日咳、白喉、破伤风
	5月龄	百白破混合疫苗	百日咳、白喉、破伤风
	6月龄	乙肝疫苗	乙型肝炎
		流脑疫苗	流行性脑脊髓膜炎
	8月龄	麻疹疫苗	麻疹
加强免疫	1—3岁	脊髓灰质炎疫苗	脊髓灰质炎
		百白破混合疫苗	百日咳、白喉、破伤风
		乙脑疫苗	流行性乙型脑炎
		麻疹疫苗	麻疹
		风疹疫苗	风疹
		腮腺炎疫苗	流行性腮腺炎
		麻风腮三联疫苗	麻疹、风疹、流行性腮腺炎
		流脑疫苗	流行性脑脊髓膜炎
	3—7岁	卡介苗	结核病
		白破二联疫苗	白喉、破伤风
		脊髓灰质炎疫苗	脊髓灰质炎
		麻疹疫苗	麻疹
		风疹疫苗	风疹
		腮腺炎疫苗	流行性腮腺炎
		麻风腮三联疫苗	麻疹、风疹、流行性腮腺炎

附录七

0—3 岁宝宝体检手册

宝宝 42 天了、宝宝 90 天了、宝宝 180 天……在这些日子，你会抱着宝宝高高兴兴地去医院接受健康检查。妈妈们在那里总是很激动，相互问长问短，“我的宝宝有 75 厘米了，你们多高？他长牙齿了吗？他会走吗？”她们把宝宝放上身高尺，抱她坐在小秤座上，带着喜悦的神情看着一次一次往上长的数字。但是他们也有焦虑和困惑：我的宝宝还没有出牙，这是不是正常的呢？我的宝宝有没有缺铁、缺钙呢？

下面，我们为你准备了 0—3 岁宝宝健康发育标准，根据这个，你可以自己给宝宝作一个评估。相信，宝宝的健康就是你和你全家的幸福。

身长、体重、头围被视为宝宝发育的重要指标，也是婴幼儿体检时必不可少的内容。妈妈可以通过体重、身长和头围来大致判断宝宝的情况。

身长：宝宝在生后头 3 个月身长每月平均长 3—3.5cm，4—6 个月每月平均长 2cm，7—12 个月每月平均长 1—1.5cm。在 1 岁时约增加半个身长。小儿在 1 岁内生长最快，如喂养不当，耽误了生长，就不容易赶上同龄儿了。

体重：新出生的孩子的正常体重为 2.5—4.0kg。生后头 3 个月宝宝体重增加最快，每月约增 750—900g；头 6 个月平均每月增 600g 左右；7—12 个月平均每月增重 500g，1 岁时体重约为出生时体重的 3 倍。健康宝宝的体重无论增长或减少均不应超过正常体重的 10%，超过 20%就是肥胖症，低于平均指标 15%以上，应考虑营养不良或其他原因，须尽早去医院检查。

头围：1 岁以内是一生中头颅的发育最快的时期，测量头围的方法是用塑料软尺从头后部后脑勺突出的部位绕到前额眼眉上边。小儿生后头 6 个

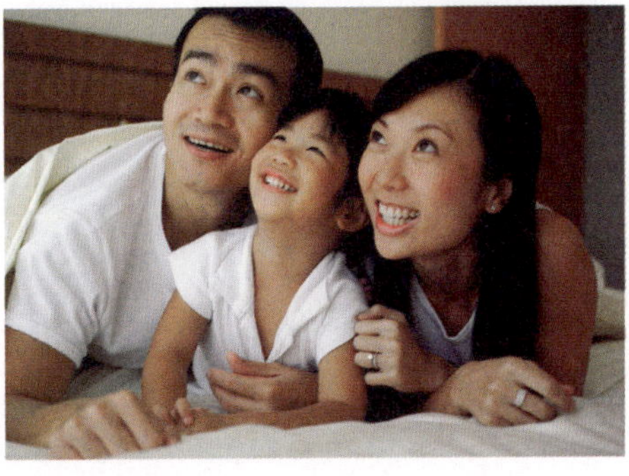

月头围增加 6—10cm，1 岁时共增加 10—12cm。头围的增长，标志着脑和颅骨的发育程度。

第一次体检（出生后 42 天）时

宝宝体格发育有以下特点：

视力：能注视较大的物体，双眼很容易追随手电筒光单方向运动。

肢体：其小胳膊、小腿总是喜欢呈屈曲状态，两只小手握着拳。

微量元素：宝宝在 6 个月以内，每日需要钙 600mg，而他从母乳或奶粉中只能摄取到 300mg 左右的钙。宝宝从出生后第十五天就可以开始服用鱼肝油和钙片，易溶于水的钙剂吸收效果较好，要注意选择，并在医生指导下服用。

宝宝满月后可以抱出去晒太阳，让皮肤内的维生素 D 源转变成维生素D，促进钙的吸收。

生殖器：男婴的睾丸应降入阴囊。

第二次体检（4 个月时）

动作发育：能支撑住自己的头部，俯卧时，能把头抬起并和肩胛成 90 度。扶立时两腿能支撑身体。

口腔：此时孩子的唾液腺正在发育，经常有口水流出嘴外。

视力：双眼可追随运动的笔杆，而且头部亦随之转动。

听力：听到声音时，会表现出注意倾听的表情，人们跟他谈话时会试图转向谈话者。

血液：4 个月的孩子从母体带来的微量元素铁已经消耗掉，如果日常食物不注意铁的摄入，就容易出现贫血，要给孩子多吃蛋黄、猪肝汤、肝泥等含铁丰富的食品。但不能服用铁剂药物。

微量元素：这时的孩子要继续补钙和维生素 D，而且要添加新鲜菜汁、果泥等补充容易缺乏的维生素 C。他们的食物应尽量少加盐，以免增加孩子肝、肾的负担。

第三次体检（6 个月时）

动作发育：会翻身，已经会坐，但还坐不太稳。会伸手拿自己想要的东西，并塞入自己口中。

视力：身体能随头和眼转动，对鲜艳的目标和玩具，可注视约半分钟。

听力：注意并环视寻找新的声音来源，能转向发出声音的地方。

牙齿：6 个月的孩子有些可能长了 2 颗牙，有些还没长牙，要多给孩子一些稍硬的固体食物，如面包干、饼干等练练咀嚼，磨磨牙床，促进牙齿生长。由于出牙的刺激，唾液分泌增多，流口水的现象会继续并加重，有些孩子会出现咬奶头现象。

骨骼:6个月以后的孩子，钙的需要量越来越大，缺钙会形成夜间睡眠不稳,多汗,枕秃。较严重的还会出现方颅,肋骨外翻,应让孩子每天都有户外活动的时间，同时继续服用钙片和维生素AD滴丸。

第四次体检(9个月时)

动作发育:能够坐得很稳,能由卧位坐起而后再躺下，能够灵活地前后爬,扶着栏杆能站立。双手会灵活地敲积木。拇指和食指能协调地拿起小东西。

牙齿：小儿乳牙的萌出时间大部分在6—8个月，小儿乳牙的计算公式:月龄减去4—6。此时要注意保护牙齿。

视力:能注视画面上单一的线条。视力约0.1。

骨骼：每天让孩子外出坚持户外活动,接受紫外线照射,促使皮肤制造维生素D，同时还应继续服用钙片和维生素AD滴丸。

微量元素：最好检查一下体内的微量元素,此时孩子易缺钙、缺锌。缺锌的孩子一般食欲不好,免疫力低下,易生病。

第五次体检(12个月时)

动作发育：这时候的孩子能自己

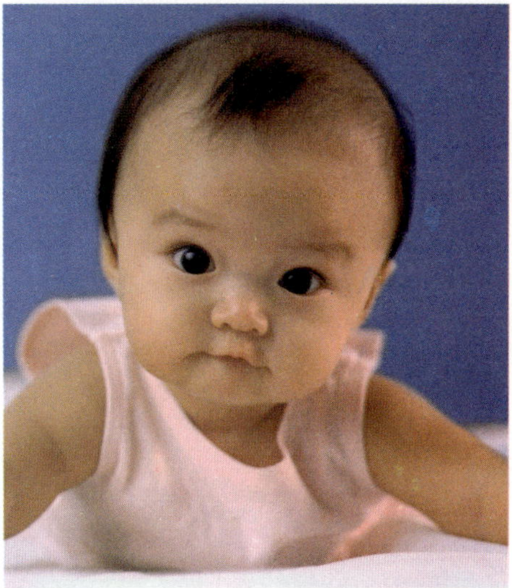

站起来,能扶着东西行走,能手足并用爬台阶；能用蜡笔在纸上戳出点或道道。

视力:可拿着父母的手指指鼻、头发或眼睛,大多会抚弄玩具或注视近物。

听力:喊他时能转身或抬头。

牙齿：按照公式计算，应出6—8颗牙齿。乳牙萌出时间最晚不应超过一周岁。如果孩子出牙过晚或出牙顺序颠倒,就要寻找原因,可能是由缺钙引起的,也可能是甲状腺功能低下所致。

第六次体检(18个月时)

1—2岁,体检变为每半年一次。到第6次体检的时候，孩子已经18个月了。

大小便:能够控制自己的大便,在白天也能控制小便，如果尿湿了裤子也会主动示意。

动作发育：能够独立行走，会倒退走，会跑，但有时还会摔倒；能扶着栏杆一级一级上台阶，下台阶时，他就往后爬或用臀部着地坐着下。

视力：此时应注意保护孩子的视力，尽量不让孩子看电视，避免斜视。

听力：能听懂简单的话，并按你的要求做。

血液：孩子须检查血红蛋白，看是否存在贫血情况。

这时候的孩子有一些特殊的问题引起医生的关注，医生可能就会在这次体检的时候提醒你。

蛔虫症：1 岁半的孩子，自己能够吃东西、喝水，但还没有养成良好的卫生习惯，很容易感染蛔虫症。应查一下大便，看是否有虫卵。

肘部脱位：1 岁半的孩子活泼而好动，但其肘关节囊及肘部韧带松弛薄弱，在突然用力牵拉时易造成桡骨头半脱位。父母在给孩子穿衣服时、教训孩子时，应避免过猛的牵拉动作。

第七次体检（24 个月时）

动作发育：能走得很稳，还能跑，能够自己单独上下楼梯。能把珠子穿起来，会用蜡笔在纸上画圆圈和直线。

大小便：完全能够控制。

牙齿：乳牙 20 颗已出齐，此时要注意保护牙齿。

听力：大约掌握了 300 个词汇，会说简单的句子。如果孩子到 2 岁仍不能流利地说话，需要到医院去作听力筛查。

第八次体检（36 个月时）

动作发育：能随意控制身体的平衡，完成蹦跳，踢球、越障碍、走 S 线等动作，能用剪刀、筷子、勺子，会折纸、捏彩泥。

视力：孩子到 3 岁时，视力达到 0.5，已达到与成人近似的精确程度。此时宝宝应进行一次视力检查，我国大约 3% 的儿童发生弱视，孩子自己和父母一般难以发现。在 3 岁时如能发现，4 岁以前治疗效果最好，5—6 岁仍能治疗，12 岁以上就不可能治疗了。

牙齿：医生会检查是否有龋齿，牙龈是否有炎症。

现在城市已经普遍设立了儿童保健卡，在 0—3 岁间进行 8 次体检。如果在养育宝宝的过程中你有些什么疑惑或担心时，你可以拨打社区儿童体检科的电话，请儿童保健医生做专业的分析和判断，这样不仅能对孩子的营养保健有个及时的指导，还能及早发现病症，予以治疗。